《金匮要略》方义注解

叶 菁 梁启军 主编

U0126976

全国百佳图书出版单位
中国中医药出版社
·北京·

图书在版编目（CIP）数据

《金匮要略》方义注解／叶菁，梁启军主编．—北京：
中国中医药出版社，2022. 12
ISBN 978 - 7 - 5132 - 7820 - 1

Ⅰ.①金… Ⅱ.①叶…②梁… Ⅲ.①《金匮要略方
论》-注释 Ⅳ.①R222. 32

中国版本图书馆 CIP 数据核字（2022）第 174280 号

中国中医药出版社出版

北京经济技术开发区科创十三街 31 号院二区 8 号楼
邮政编码 100176
传真 010 - 64405721
保定市西城胶印有限公司印刷
各地新华书店经销

开本 880 × 1230 1/32 印张 7. 25 字数 162 千字
2022 年 12 月第 1 版 2022 年 12 月第 1 次印刷
书号 ISBN 978 - 7 - 5132 - 7820 - 1

定价 42. 00 元
网址 www. cptcm. com

服 务 热 线 010 - 64405510
购 书 热 线 010 - 89535836
维 权 打 假 010 - 64405753

微信服务号 zgzyycbs
微商城网址 https://kdt. im/LIdUGr
官方微博 http://e. weibo. com/cptcm
天猫旗舰店网址 https://zgzyycbs. tmall. com

如有印装质量问题请与本社出版部联系（010 - 64405510）
版权专有 侵权必究

《〈金匮要略〉方义注解》编委会

前　言

　　对《金匮要略》的研究、注释是中医经典研究的一个难点，一是因为其病种复杂，二是对条文中的病机、治法、方剂配伍原则理解有难度，三是对全书疾病的治疗思想缺乏系统、整体的考察。

　　本次注释的目的是整体、系统整理全部条文的疾病治疗，重点阐释清楚疾病病机、治法、方剂配伍的内在相关性，尽量将医圣原本的治疗思想呈现出来，为大家研究、使用经方提供一种新的参考。

　　中医学博大精深，前人智慧结晶浩如星辰。作为一个后继的中医人，既受益于先贤的智慧库存，亦想对中医的发展添砖加瓦，故斗胆一试注译《金匮要略》，望与同道互参、互免以提高临床能力。但本书只注解了有规可循的前二十二篇，卷下的"杂疗方第二十三""禽兽鱼虫禁忌并治第二十四""果实菜谷禁忌并治第二十五"，由于内容的时代印记太明显，以及个人时间精力有限，自感不能完全把握其防治精髓，所以没有注解，只是保留章节原文以维持原著思想的完整性。本书总体上是怀着谦卑之心学习、诠释医圣的治疗、配伍思想，不足之处望大家提出宝贵的意见和建议，以便进一步完善。

编　者

2022 年 8 月

编 写 说 明

　　研究、诠释《金匮要略》的方剂，首先涉及将中药的汉代剂量单位转变为现代剂量单位的问题，这就牵涉到汉代度量衡和现代度量衡的换算。根据大量考证、研究结果，本书采用汉代一两等于现代 15.625g 的换算标准，在方剂中一两（15.625g）取整数 15g。其他相应的度量衡单位换算关系如下。

　　一石 = 四钧 = 29760g

　　一钧 = 三十斤 = 7440g

　　一斤 = 16 两 = 248g = 液体 250mL

　　一两 = 24 铢 = 15.625g

　　一圭 = 0.5g

　　一撮 = 2g

　　一方寸匕 = 金石类 2.74g = 药末约 2g = 草木类药末约 1g

　　半方寸匕 = 一刀圭 = 一钱匕 = 1.5g

　　一钱匕 = 1.5 ~ 1.8g

　　一铢 = 0.65g

　　一铢 = 100 颗黍米的重量

　　一分 = 3.9 ~ 4.2g

　　一斛 = 10 斗 = 20000mL

一斗 = 10 升 = 2000mL

一两 = 4 分 = 15.625g

一分 = 6 铢

一升 = 10 合 = 200mL

一尺 = 23 厘米，1 寸 = 2.3 厘米

对于方剂中少数的以液体体积单位称量的固体药物，在转换成现代度量衡单位时，液体体积单位按照上述换算标准转换，同时提供根据该药物体积剂量称取的当下该药物的实物称重的克数（见下文）。因为不同固体药物的密度不同，相同体积单位的不同固体药物的质量也就不同，所以称量固体药物的体积单位和质量单位不能有统一换算标准。下面罗列本书中常见的以体积单位量取药物的质量单位换算。

桃仁 1 升 = 100g

杏仁 1 升 = 100g

虻虫 1 升 = 50g

水蛭 1 枚 = 2g

蛴螬 1 升 = 50g

蟅虫 1 升 = 50g

胶饴 1 升 = 250g

芒硝三合 = 38g

杏仁 10 个 = 4g

百合 1 升 = 45g

苦参 1 升 = 63g

赤小豆 1 升 = 150g

酸枣仁 1 升 = 80g

法半夏半升 = 100g

五味子半升 = 80g

小麦 1 升 = 100g

麦门冬 1 升 = 100g

皂荚 1 枚 = 6.5g

苇茎 1 升 = 28g

薏苡仁 1 升 = 125g

粳米半升 = 100g

甘草拇指大 1 枚 = 4g

鳖甲手指大 1 片 = 6g

与现在通用教材上的剂量相比，本书选取的度量衡标准换算出的药物剂量偏大，给人一种不敢用的感觉。笔者认为应该从以下六个角度理解和应用：①研究以客观真实为依据，不将感觉作为根本依据，本书药物剂量换算来源于客观研究。②《金匮要略》是治疗杂病的专著，这些杂病也是外感病失治的进一步结果，医圣的治疗还是延续《伤寒论》中病即止的治疗思维，所以单方的药物剂量看似偏大，但最终服下的可能是一剂或三剂，也可能是半剂，最终服药总量并不大。③书中煎法和服用方法很精细，可以减缓药物的偏性、毒性，譬如麻黄用的是三两（45g），但是要先煎、去上沫，这就减去了使用麻黄的燥烈之性，减少可能的副作用发生；有的单味药物用量比较大，却用蜜制成丸剂，最终服用有限的几个丸剂，极大减少了不适反应的发生。④做医生、使用方剂是一个渐进的成长过程，首先使用自己可以驾驭的药物剂量，随着辨证论治、组方配伍能力的提升，也许会自然认识、认可本书的药物剂量使用。⑤临床上，同一个病可以开一天的处方或一周的处方，剂量当然不一样，临床上要学会变通药物的剂量。⑥想使用原方，但又没有使用原剂量的信心，可以按同一比例减少方剂中药物的剂量，也就是参考教科书的剂量。

编　者

2022 年 8 月

目　录

Contents

脏腑经络先后病脉证第一

【原文】

问曰：上工治未病，何也？

师曰：夫治未病者，见肝之病，知肝传脾，当先实脾，四季脾王不受邪，即勿补之。中工不晓相传，见肝之病，不解实脾，惟治肝也。

【译文】

问：技术高明的医生提前防治未生病的脏腑，是怎么做的？

老师答：所谓治未病，就是诊断出病在肝脏，知道肝病容易传到脾脏，虽然现在脾脏没有病，也要提前补脾防止脾出问题，如果一年四季脾脏都很健旺，邪气难以侵袭，就不用再补了。一般医生不懂得疾病五行生克相传的规律，见到肝脏生病了，不懂要先补益脾脏的道理，只知道治疗肝脏。

【注解】

五行相生关系是木生火，火生土，土生金，金生水，水生木；五行相克的关系是木克土，土克水，水克火，火克金，金克木。肝属木，脾属土，肾属水，心属火，肺属金。疾病是病理状态，是伤害，所以偏于看相克关系；如果是正常生理功能，偏于看相生关系。从相克的关系看，肝克脾，肝脏有病首先可能传脾脏，所以肝病首先补脾以防止传变，其他脏腑病变以此类推。

【原文】

夫肝之病，补用酸，助用焦苦，益用甘味之药调之。酸入肝，焦苦入心，甘入脾。脾能伤肾，肾气微弱，则水不行；水不行，则心火气盛，则伤肺；肺被伤，则金气不行；金气不行，则肝气盛，则肝自愈。此治肝补脾之要妙也。肝虚则用此法，实则不在用之。

经曰：虚虚实实，补不足，损有余，是其义也。余脏准此。

【译文】

肝脏生病，补选用酸味药，加炒焦的苦味药助力，再加甘味药调和一下。因为"酸入肝，焦苦入心，甘入脾"。脾能克制肾，肾被克则肾气微弱，则主水不能下降而水不行；水不行则不能克制心火，则心火气盛；心火气盛则克制肺；肺被克制，则肺气不行；肺气不行则不能克制肝脏，则肝气盛。所以补益脾脏，则肝病自愈。这是治肝补脾之要诀。虚性肝病则用此法，如果是实性肝病则不能用。

正如《内经》所说：虚就是正气虚，实就是邪气实，虚要用补法，实要用祛邪法，就是这个意思。其他脏腑治疗以此类推。

【注解】

《素问·脏气法时论》曰："肝欲散，急食辛以散之，用辛补之，酸泻之。""肝苦急，急食甘以缓之。"《金匮要略》又曰："夫肝之病，补用酸，助用焦苦，益用甘味之药调之。"前者说"用辛补之，用酸泻之"各有所指，并不矛盾。

肝属木，主疏泄，畅达气机，喜条达。如情志失调，肝气易郁，其条达之性被抑制，疏泄失司。而辛能散能行，故治疗时多选用辛味之药理其气，疏其肝，使肝脏去其抑郁，助其条达，而和肝用，恢复肝的条达之性，故说"用辛补之"。酸能敛能收，与辛相反，对于肝的"用阳"来说，酸敛的药物有碍于肝气的条达，逆其性为泻，故有"酸泻之"。

肝藏血，在体为阴，"体阴"和"用阳"相互制约，二者才能平衡，肝脏才能保持生理状态，若有偏颇则发为病。酸能生津，酸甘化阴，肝"体阴"不足时，用酸味药能助其肝阴，补其不足，即所谓"补用酸"。"辛补酸泻"与"酸补"是分别针对肝的"用阳"与"体阴"而言的。二者看似矛盾，实则相通。所以仲师在《金匮要略》中又云："五脏病各有得者愈，五脏病各有所恶，各随其所不喜者为病。"

"肝用"失和则易生风，出现肢体筋脉拘急、震颤；肝气失和的脏躁，而甘味之药能缓，为"肝苦急，急食甘以缓之"之意。"益用甘味之药调之"，其意指甘味药物能调肝。首先，甘居五味之中，甘能调和，与辛合用则辛甘化阳，助肝之"用阳"，与酸合用则酸甘化阴，滋肝之"体阴"，即甘味药物能调和肝的"体阴"和"用阳"功能，使其达到阴平阳秘的状态。其次，甘属土，入脾，甘能补，甘味入脾，能调和滋养脾气，补土可以荣木，故《难经》有云："损其肝者，缓其中。""助用焦苦"，焦苦是心之本味，能入心补心气而助肝，即子能令母实；心气旺可制约肺金，肺金受制，则木不受克而肝病自愈。

肝气易郁，"用阳"受抑，出现胁胀、叹息，甚则阳气不达四末，而手足不温。四逆散、柴胡疏肝散、逍遥散等疏肝方用柴胡、香附、川芎、陈皮理气疏肝。三方均以辛味药为主，正合"肝欲散，急食辛以散之"之意。肝血亏虚，肢体震颤，以四物汤加天麻钩藤汤；肝血亏虚，虚热上扰，虚烦不得眠，以酸枣仁汤，重用酸枣仁合甘草酸甘化阴以补肝"体阴"之不足。肝气失和，心脾劳伤之脏躁以甘麦大枣汤，用甘味小麦、大枣、甘草养肝缓急。肝阴虚生风则肢体震颤，大定风珠以鸡子黄、阿胶甘平血肉有情之品以缓肝急，其两方正合"夫肝之病，补用酸""肝苦急，急食甘以缓之"之意。然抓住主要矛盾，亦不忽视次要矛盾，如四逆散、柴胡疏肝散、逍遥散等疏肝类方虽以辛味药为主，但三方均有白芍酸收、酸敛泻肝气，于疏肝（顺其性）不利，究其因不外乎白芍酸收，虽于疏肝不利，但其在方中量少，可稍佐制辛散太过而耗伤肝气，使理气而不破气；且白芍合甘草酸甘化阴，养肝血，滋肝阴，补肝之"体阴"，阴生阳长，"体阴"足则"用阳"旺，消抑郁而复条达。反之酸枣仁汤、四物汤加天麻钩藤汤，重用酸甘之药补肝阴，但方中仍少佐辛散之川芎疏肝用，佐制酸收太过而敛肝气，"用阳"旺有助于"体阴"生，且兼补而不滞之理。这也就是说如果肝脏病以"用阳"受抑为主要矛盾，则重用"辛补之"，少佐"酸泻"；而以"体阴"不足为主，则用"酸补之"，少佐"辛散"。

　　以"酸泻之"为主的方剂也不在少数，张锡纯正是宗此旨而创镇肝息风汤。肝肾阴亏，水不涵木，肝阳上亢，即肝"体阴"不足，"用阳"偏盛，阴阳失调。方中牛膝、代赭石引血下行；生龙骨、生牡蛎平肝潜阳，取"高者抑之"以治其标；白芍、龟甲、麦冬、玄参酸甘之品，泻其肝阳之有余，甘缓肝气之急，而针对"体阴"不足，补其肝阴，且此四味在一方之中针对亢逆之"用阳"为"泻"，针对不足之肝阴则为"补"。然张锡纯针对上述之肝阳并不一味抑之、泻之，方中仍用了茵陈、麦芽、川楝子三味辛散疏肝之品，其一是反佐，防其抑之、泻之太过，不利于肝性之恢复，使抑而不过；其二少疏其性，有利于肝阳平逆，有"欲抑先扬""欲擒故纵"之义。同时，从用量上此三味最少，主次有序，能恢复其性而不助其邪。

【原文】

夫人禀五常，因风气而生长，风气虽能生万物，亦能害万物，如水能浮舟，亦能覆舟。若五脏元真通畅，人即安和。客气邪风，中人多死。千般疢难，不越三条：一者，经络受邪入脏腑，为内所因也；二者，四肢九窍，血脉相传，壅塞不通，为外皮肤所中也；三者，房室、金刃、虫兽所伤。以此详之，病由都尽。

若人能养慎，不令邪风干忤经络，适中经络，未流传脏腑，即医治之，四肢才觉重滞，即导引、吐纳、针灸、膏摩，勿令九窍闭塞；更能无犯王法、禽兽灾伤，房室勿令竭乏，服食节其冷、热、苦、酸、辛、甘，不遗形体有衰，病则无由入其腠理。腠者，是三焦通会元真之处，为血气所注；理者，是皮肤脏腑之文理也。

【译文】

人禀受自然五行常态，因风气而生长，风气虽能生长万物，也能伤害万物，就像水能载舟，亦能覆舟。倘若五脏正气通畅，人的身心就会健康平和。各种邪气侵犯人体可以导致死亡。致病因素千万种，都在三类之中：一是经络感受邪气，进一步侵入脏腑，导致内部脏腑生病；二是四肢九窍，本应与血脉连接通畅，却被邪气侵袭导致壅塞不通，致使皮肤肌表生病；三是房室、金刃、虫兽所引起的损伤。用这种办法分类，病因都可以被概括进去。

如果人能谨慎养生，不让邪气有机会侵犯经络，或者刚侵犯经络还未传入脏腑就进行治疗，四肢一感觉沉重不通，就采用导引、吐纳、针灸、膏摩等方法防治，不让九窍闭塞；加上能避免触犯法律法规、禽兽伤害及各种灾难和意外伤害，不纵欲过度，饮食节制，不贪嗜冷、热、苦、酸、辛、甘，保持形体不衰，病邪就没有机会侵犯人体腠理而致人生病。腠者，是三焦布散正气的地方，其中充满气血；理者，是皮肤与脏腑的纹理。

【原文】

问曰：病人有气色见于面部，愿闻其说。

师曰：鼻头色青，腹中痛，苦冷者死；鼻头色微黑色，有水气；色黄者，胸上有寒；色白者，亡血也。设微赤，非时者，死；其目正圆者，痓，不治。又色青为痛，色黑为劳，色赤为风，色黄者便难，色鲜明者有留饮。

【译文】

问道：人生病了会在面部呈现相应的气色变化，想听一下具体内容。

老师答：鼻头色青，则腹中疼痛，若伴怕冷的，就是危重症；鼻头色微黑色，说明体内有水气；面色发黄者，胸部有寒邪；面色发白者，有失血。如果面部时不时微微泛红，而又不在炎热的夏季，预示快要死亡了；眼睛睁得圆圆的是痓证，是不治之症。另外，色青代表痛症，色黑代表房劳过度，色赤代表风邪，色黄表明大便难解，面色鲜明者，表示体内有水饮。

【原文】

师曰：病人语声寂然，喜惊呼者，骨节间病；语声喑喑然不彻者，心膈间病；语声啾啾然细而长者，头中病（一作痛）。

【译文】

老师答：患者平时言语少而音低但突然发出惊叫的，是骨关节的疾病；言语嘶哑不清晰的是心膈有病；声音尖细、声调拖长者，是头中有病。

【原文】

师曰：息摇肩者，心中坚；息引胸中上气者，咳；息张口短气者，肺痿唾沫。

【译文】

老师答：呼吸时肩部摇动者，心中坚满；呼吸时胸中有气上冲者，容易咳嗽；呼吸时口张气短者，是肺痿，容易咳吐浊沫。

【原文】

师曰：吸而微数，其病在中焦，实也，当下之即愈，虚者不治。在上焦者，其吸促；在下焦者，其吸远。此皆难治。呼吸动摇振振者，不治。

【译文】

老师答：吸气表浅而频数，病位在中焦，是实证，用泻下法可以治愈，若虚证就是不治之症。病在上焦呼吸急促，病在下焦呼吸慢而深长，均是难治之症。呼吸时身体摇晃抖动，是不治之症。

【原文】

师曰：寸口脉动者，因其王时而动，假令肝王色青，四时各随其色。肝色青而反白，非其时色脉，皆当病。

【译文】

老师答：寸口的脉象，与四季旺时相关，春季脉弦，夏季脉洪，秋季脉浮（毛），冬季脉沉（石）。春季肝气旺盛，皮肤也呈现相应的青色，其他季节也呈现相应的脏腑旺相和色相。应该肝旺而色青的春季却呈现白色，是不当令的色脉，都是病态。

【原文】

问曰：有未至而至，有至而不至，有至而不去，有至而太过，何谓也？

【译文】

问：有不该来的却来了，有该来的却未来，有的来了不走了，有的来得太多，是什么意思？

【原文】

师曰：冬至之后，甲子夜半少阳起，少阳之时，阳始生，天得温和。以未得甲子，天因温和，此为未至而至也；以得甲子，而天未温和，为至而不至也；以得甲子，而天大寒不解，此为至而不去也；以得甲子，而天温如盛夏五六月时，此为至而太过也。

【译文】

老师答：冬至之后，甲子日夜半少阳起（一阳复生），少阳之时，阳开始生发，气候逐渐温暖。如果未到甲子日，气候开始温暖，此为不该到却提前到；已经到了甲子，而气候却未温暖，是该到却未到；到了甲子日，气候仍非常寒冷，此为时令到但前期气候不消解；到了甲子日，而气候就温暖如盛夏五六月时，这是阳气到得太过了。

【原文】

师曰：病人脉浮者在前，其病在表；浮者在后，其病在里，腰痛背强不能行，必短气而极也。

【译文】

老师答：患者寸部浮象脉，病位在表；尺部脉象浮，病位在里，如果出现腰痛、背部僵硬不能行走，必定是气虚非常严重。

【原文】

问曰：经云："厥阳独行"，何谓也？师曰：此为有阳无阴，故称厥阳。

【译文】

问：经书说"厥阳独行"是什么意思？老师答：这是有阳无阴的状态，就叫厥阳。

【原文】

问曰：寸脉沉大而滑，沉则为实，滑则为气，实气相搏，血气入脏即死，入腑即愈，此为卒厥，何谓也？

【译文】

问：寸口脉沉大而滑，沉则为血实，滑则为气实，血实与气实相搏，血气入脏即死，入腑即愈，此为卒厥，是什么意思？

【原文】

师曰：唇口青，身冷，为入脏，即死；如身和，汗自出，为入腑，即愈。

【译文】

老师答：出现唇口青、身冷，是入脏的表现，患者会死亡；如果身体平和，汗自出，是入腑的表现，较易治愈。

【原文】

问曰：脉脱，入脏即死，入腑即愈，何谓也？师曰：非为一病，百病皆然。譬如浸淫疮，从口起流向四肢者，可治；从四肢流来入口者，不可治。病在外者可治，入里者即死。

【译文】

问：脉搏很难触及的时候，出现入脏症状就会死亡，出现入腑症状就有可能痊愈，什么意思？老师答：不是一种病这样，很多疾病都是这样。比如浸淫疮，从口部出现，逐步蔓延到四肢，治疗效果就好；如果从四肢蔓延到口腔部，就难以治疗。病在外部可以治疗，向里深入就可能死亡。

【原文】

问曰：阳病十八，何谓也？师曰：头痛，项、腰、脊、臂、脚掣痛。

问曰：阴病十八，何谓也？师曰：咳、上气、喘、哕、咽、肠鸣、胀满、心痛、拘急。

五脏病各有十八，合为九十病；人又有六微，微有十八病，合为一百八病，五劳、七伤、六极、妇人三十六病，不在其中。

【译文】

问：阳病有十八种，有哪些？老师答：就是头痛及项、腰、脊柱、上肢、下肢等躯体部疼痛类疾病。

问：阴病有十八种，有哪些？老师答：咳、上气、喘、哕、咽（通噎，指饮食梗塞）、肠鸣、胀满、心痛、拘急等内脏部位的疾病。

五脏病各有十八种，合为九十种病。人又有六微，各有十八种病，合为一百零八种病，但不包括五劳、七伤、六极和妇女的三十六种病。

【注解】

五脏每脏各有十八种病，即风寒暑湿燥火六邪，分营分、血分、营血同病三个层面，每脏共十八种，总共九十种病。人又有六腑轻微小病，每腑轻微小病有十八种，总共为一百零八种病。

五劳：①肺劳、肝劳、脾劳、肾劳、心劳；②久视伤血，久卧伤气，久坐伤肉，久立伤骨，久行伤筋。

七伤：①大饱伤脾，大怒气逆伤肝，强力举重、坐卧湿地伤肾，形寒阴冷伤肺，忧愁思虑伤心，风雨寒暑伤形，大怒恐惧不节伤志；②一曰阴寒，二曰阴痿，三曰里急，四曰精连连而不绝，五曰精少，囊下湿，六曰精清，七曰小便苦数，临事不卒。

六极：气极、血极、筋极、骨极、肌极、精极。

妇人三十六病：①十二癥者，是所下之物，一者如膏，二者如青血，三者如紫汁，四者如赤皮，五者如脓痂，六者如豆汁，七者如葵羹，八者如凝血，九者如清血，血似水，十者如米汁，十一者如月浣，十二者经度不应期也。②九痛者，一者阴中痛伤，二者阴中淋痛，三者小便即痛，四者寒冷痛，五者月水来腹痛，六者气满并痛，七者汁出，阴中如虫啮痛，八者胁下皮痛，九者腰痛。③七害者，一者害食，二者害气，三者害冷，四者害劳，五者害房，六者害妊，七者害睡。④五伤者，一者窍孔痛，二者中寒热痛，三者小腹急牢痛，四者脏不仁，五者子门不正，引背痛。⑤三痼者，一曰羸瘦不生肌肤，二曰绝产乳，三曰经水闭塞。

本文所述的疾病分类法是仲景的疾病分类方法，我们并不了解他的分类标准，且医学是在不断发展的，所以不强求理解、解释清楚确切的十八种病。

广义的"形体"是相对于精神存在的实体，包括一切有形态结构的组织器官。狭义的"形体"是指相对于脏腑之外的头、身、四肢。总十二属之名：顶、面、颐，首属三；肩、脊、臀，身属三；肱、臂、手，手属三；股、胫、足，足属三也。手足四肢各分二，则头三、身三、手六、足六，正好阴阳病各十八。本文的形体杂病就是指外感邪气导致头、身、四肢出现的病证。因发病、疾病传变的不同，又有阴阳之别。

【原文】

清邪居上，浊邪居下，大邪中表，小邪中里，槃饪之邪，从口入者，宿食也。五邪中人，各有法度，风中于前，寒中于暮，湿伤于下，雾伤于上，风令脉浮，寒令脉急，雾伤皮肤，湿流关节，食伤脾胃，极寒伤经，极热伤络。

【译文】

轻清之邪容易侵袭身体上部，重浊之邪容易侵袭身体下部，大邪容易侵袭肌表，小邪容易侵袭脏腑，饮食之邪，从口入者，容易形成宿食。五邪中人，各有特点，风邪容易侵袭身体前部，寒邪常常在黄昏及晚间致病，湿邪常从下部侵袭，雾邪从上部侵袭，风邪令脉浮，寒邪令脉急，雾邪容易伤皮肤，湿邪常常流注关节，饮食失节容易伤脾胃，寒气盛容易损伤经脉，热气盛容易损伤络脉。

【原文】

问曰：病有急当救里、救表者，何谓也？师曰：病，医下之，续得下利清谷不止，身体疼痛者，急当救里；后身体疼痛，清便自调者，急当救表也。夫病痼疾，加以卒病，当先治其卒病，后乃治其痼疾也。

【译文】

问：病情危急应先救里还是先救表，怎么处置？老师答：生病了，医生用下法后，出现水泻不止、身体疼痛，这种危急状态要救里；如果是身体疼痛，便稀正常，这种状态就要救表。患者素有痼疾，若有新病，当先治新病，再治原有疾病。

【原文】

师曰：五脏病各有所得者愈，五脏病各有所恶，各随其所不喜者为病。病者素不应食，而反暴思之，必发热也。

夫诸病在脏欲攻之，当随其所得而攻之，如渴者，与猪苓汤。余皆仿此。

【译文】

老师答：五脏病了需要对应的治疗才可以治愈；五脏各有所恶（心恶热、肺恶寒、肝恶风、脾恶湿、肾恶燥），各因其所不喜的因素侵犯而生病。患者突然想吃平素不想吃的食物，吃了以后必定发热。

病在五脏，想要用攻邪法，应当根据感受邪气性质选择攻邪法，如感觉渴的疾病，就给猪苓汤，其余可依此类推。

【注释】

"不应食"是真实的不喜状态，"暴思之"是机体气虚需要水谷精微补充的应激反应，这时进食了，脾胃不喜而不能消化，成食积之邪，郁而发热。

口渴是感受热邪兼有伤阴，可用猪苓汤（猪苓、茯苓、泽泻、阿胶、滑石各一两）清热养阴。

本篇治疗、配伍思维总结

本篇是全书的纲目，论述病因种类、疾病基本分类及基本防治原则，为余下篇章的防治思维定基调。

痉湿暍病脉证第二

【原文】

太阳病，发热无汗，反恶寒者，名曰刚痉。太阳病，发热汗出而不恶寒，名曰柔痉。太阳病，发热，脉沉细者，名曰痉，为难治。太阳病，发汗太多，因致痉。夫风病下之则痉，复发汗，必拘急。疮家虽身疼痛，不可发汗，汗出则痉。

病者，身热足寒，颈项强急，恶寒，时头热，面赤，目赤，独头动摇，卒口噤，背反张者，痉病也。若发其汗者，寒湿相得，其表益虚，即恶寒甚。发其汗已，其脉如蛇（一云其脉浛）。暴腹胀大者，为欲解，脉如故，反伏弦者，痉。夫痉脉，按之紧如弦，直上下行（一作筑筑而弦，《脉经》云：痉家其脉伏坚，直上下）。痉病有灸疮，难治。

【译文】

太阳病（病在太阳），出现发热无汗，反恶寒的，称为刚痉。太阳病，发热汗出，而不恶寒的，称为柔痉。太阳病，发热，脉沉而细的，称为痉，比较难治。太阳病，发汗太多，也可以致痉。若是风病，应用泻下法治疗也会致痉，再用发汗法治疗，必定出现肢体拘急。生疮的患者，虽然身体疼痛，不可发汗（不是表证），强行发汗则会出现痉证。

患者身热足寒，颈项僵硬拘挛，恶寒，时不时感到头热，面红，目红，独有头部动摇，突然口噤不张，背部反张，是痉病。如果进行发汗治疗，再感染寒邪，卫表会更虚，恶寒症状会更重。发汗以后，其脉如蛇行状。突然腹部有胀大感觉的，如果此时脉象比较平和，是正气欲祛邪而出以缓解疾病；如果此时脉反而变沉弦，是痉病发作。痉病的脉是紧弦脉，按上去感觉直上直下的。痉病有灸疮的，疗效差。

【原文】

太阳病，其证备，身体强几几然，脉反沉迟，此为痉，栝楼桂枝汤主之。

栝楼桂枝汤方：栝楼根二两，桂枝三两，芍药三两，甘草二两，生姜三两，大枣十二枚。

上六味，以水九升，煮取三升，分温三服，取微汗。汗不出，食顷，啜热粥发之。

【译文】

太阳病，表证齐备，身体僵硬，俯仰不舒，不能自如伸展，脉反沉迟，此为痉，用栝楼桂枝汤治疗。

栝楼桂枝汤方：天花粉 30g，桂枝 45g，芍药 45g，甘草 30g，生姜 45g，大枣 12 枚。

以上六味药，加水 1800mL，煮取 600mL，分三次温服，让身体微微发汗。如果汗未出，吃完饭，喝点热粥助发汗。

【配伍分析】

本病属于太阳表证，不是恶寒明显的表实证，所以不用麻黄汤。"身体强几几然"是营卫不和，正虚外感，所以用桂枝汤。"脉反沉迟"是内亦有虚，所以加天花粉（即栝楼根）。《神农本草经》中载天花粉"味苦，寒；主消渴，身热烦满，大热，补虚安中，续绝伤"。天花粉具有补虚安中作用，加天花粉一是增加扶正作用，二是其"主烦满，续绝伤"的功效也可对症治疗"身体强几几然"。全方配伍思想是扶正解表、和营卫，正是本病需要的治则。

【原文】

太阳病，无汗而小便反少，气上冲胸，口噤不得语，欲作刚痉，葛根汤主之。

葛根汤方：葛根四两，麻黄三两（去节），桂枝二两（去皮），芍药二两，甘草二两，生姜三两，大枣十二枚。

上七味，㕮咀，以水七升，先煮麻黄、葛根，减二升，去沫，内诸药，煮取三升，去滓，温服一升，覆取微似汗，不须啜粥，余如桂枝汤法将息及禁忌。

【译文】

太阳病，无汗而小便反少，气朝上冲胸，口噤不得语，是要发作刚痉，葛根汤可以治疗。

葛根汤方：葛根60g，麻黄45g（去节），桂枝30g（去皮），芍药30g，甘草30g，生姜45g，大枣12枚。

以上七味药，捣碎，用水1400mL，先煮麻黄、葛根，水减去400mL时，去沫，加入其他药，煮取600mL，去滓，温服200mL，加衣被助热至微微汗出，不需要喝粥助发汗，其他如服用桂枝汤一样调护及注意禁忌。

【配伍分析】

太阳病病位在表，需要从表祛邪。"无汗而小便反少"，表明肌表郁痹严重，需要加大解表力度。"气上冲胸，口噤不得语，欲作刚痉"，均是肌肤郁痹严重，郁痹于内的邪气上冲，及津液不得输布肌表、下行膀胱所致。所以在扶正解表的桂枝汤基础之上加葛根、麻黄增加解表力度；另外，麻黄、桂枝、白芍均有通小便作用。全方配伍体现的治疗思想正是本病需要的治疗原则。

【原文】

痉为病（一本痉字上有刚字），胸满口噤，卧不着席，脚挛急，必齘齿，可与大承气汤。

大承气汤方：大黄四两（酒洗），厚朴半斤（炙，去皮），枳实五枚（炙），芒硝三合。

上四味，以水一斗，先煮二物，取五升；去滓，内大黄，煮取二升；去滓，内芒硝，更上火微一二沸，分温再服，得下止服。

【译文】

发作痉病（一本痉字上有刚字），胸部胀满，口齿紧闭，卧不着席，脚挛急，必上下牙互相磕碰，咯咯作响，可给予大承气汤治疗。

大承气汤方：大黄60g（酒洗），厚朴120g（炙去皮），枳实5枚（炙），芒硝60mL（38g）。

以上四味药，用水2000mL，先煮厚朴、枳实，取1000mL，去滓，加入大黄，煮取400mL，去滓，加入芒硝，再上火微微煮一二沸，分两次温服，大便泻下则停止服药。

【配伍分析】

胸满口噤，卧不着席，脚挛急，必齘齿，是太阳之邪已入阳明伤阴，需要急下以祛邪存阴，所以用大承气汤从下祛邪，急下存阴。

【原文】

太阳病，关节疼痛而烦，脉沉而细（一作缓）者，此名湿痹（《玉函》云中湿）。湿痹之候，小便不利，大便反快，但当利其小便。

湿家之为病，一身尽疼（一云疼顿），发热，身色如熏黄也。湿家，其人但头汗出，背强，欲得被覆向火。若下之早则哕，或胸满，小便不利（一云利），舌上如胎者，以丹田有热，胸上有寒，渴欲得饮而不能饮，则口燥烦也。

湿家下之，额上汗出，微喘，小便利（一云不利）者死；若下利不止者，亦死。

风湿相搏，一身尽疼痛，法当汗出而解，值天阴雨不止，医云此可发汗，汗之病不愈者，何也？盖发其汗，汗大出者，但风气去，湿气在，是故不愈也。若治风湿者，发其汗，但微微似欲出汗者，风湿俱去也。

湿家病身疼发热，面黄而喘，头痛，鼻塞而烦，其脉大，自能饮食，腹中和无病，病在头中寒湿，故鼻塞，内药鼻中则愈。（《脉经》云病人喘。而无湿家病以下至而喘十一字。）

湿家身烦疼，可与麻黄加术汤发其汗为宜，慎不可以火攻之。

麻黄加术汤方：麻黄三两（去节），桂枝二两（去皮），甘草一两（炙），杏仁七十个（去皮尖），白术四两。

上五味，以水九升，先煮麻黄，减二升，去上沫，内诸药，煮取二升半，去滓，温取八合，覆取微似汗。

【译文】

太阳病，出现关节疼痛和心烦，脉沉而细，是湿痹。湿痹的证候特点是小便不畅，大便溏稀，治疗应当利小便。

湿邪致病，周身疼痛，发热，皮肤黄染如熏烟。湿邪致病特点是患者只是头部出汗，背部僵硬，想要盖被烤火。若太早用下法就会出现呃逆，或胸满，小便不利，如果舌体光剥鲜嫩，是因为丹田有热，胸部却有寒，丹田有热就感觉口渴想饮水，胸部有寒导致饮水不欲咽下，所以总是口干舌燥、心中烦。

湿病用下法治疗后，出现额上出汗、微微喘息、小便自遗的症状，可能会死亡；若出现泻下不止，也是死证。

风湿相搏致周身疼痛的，治疗应当发汗而解，碰到天气阴雨不断，医生说可以发汗，但是发了汗病却没痊愈，是什么原因呢？因为发汗治疗导致大汗出，风气祛除了，但湿气还在，所以没治愈。治风湿病的发汗方法应该是使其微微出汗，风湿之邪就祛除了。

湿性病患者身痛发热，面黄而喘，头痛鼻塞而烦，脉大，自能饮食，腹中平和无病，是头中寒湿致病，故鼻塞，把药制成末放鼻中则可治愈。

湿邪致病，周身烦疼，可用麻黄加术汤发汗治疗，切不可用火攻方法。

麻黄加术汤方：麻黄30g（去节），桂枝30g（去皮），甘草15g（炙），杏仁70个（30g）（去皮尖），白术60g。

上面五味药，用水1800mL，先煮麻黄，减少400mL，去上沫，加入其他药，煮取500mL，去滓，温服160mL，加衣被要到微微汗出程度。

【配伍分析】

湿邪致病周身烦疼是湿邪在表，治疗应该解表祛湿，麻黄汤加白术的配伍正好体现这一治则。

【原文】

病者一身尽疼，发热，日晡所剧者，名风湿。此病伤于汗出当风，或久伤取冷所致也，可与麻黄杏仁薏苡甘草汤。

麻黄杏仁薏苡甘草汤方：麻黄半两（去节，汤泡），甘草一两（炙），薏苡仁半两，杏仁十个（去皮尖，炒）。

上锉麻豆大，每服四钱匕，水盏半，煮八分，去滓，温服。有微汗，避风。

【译文】

患者全身都疼，发热，下午日晡时段（14～17 点）加重的，是风湿。此病的发生是由于汗出当风，或慢性损伤又加上受凉，可用麻黄杏仁薏苡甘草汤治疗。

麻黄杏仁薏苡甘草汤方：麻黄 7.5g（去节、汤泡），甘草15g（炙），薏苡仁 7.5g，杏仁 10 个（4g）（去皮尖，炒）。

上药锉成大麻种子大小，每取 12g，用水 300mL，煮取200mL，去渣，温服，微微出汗最好，避风。

【配伍分析】

一身尽疼是风湿邪在表，以麻、杏宣肺解表；日晡所剧者，阳明兼感，以薏苡仁利阳明之湿，从下健脾渗利水湿。

【原文】

风湿，脉浮，身重，汗出，恶风者，防己黄芪汤主之。

防己黄芪汤方：防己一两，甘草半两（炒），白术七钱半，黄芪一两一分（去芦）。

上锉麻豆大，每抄五钱匕，生姜四片，大枣一枚，水盏半，煎八分，去滓，温服，良久再服。喘者，加麻黄半两；胃中不和者，加芍药三分；气上冲者，加桂枝三分；下有陈寒者，加细辛三分。服后当如虫行皮中，从腰下如冰，后坐被上，又以一被绕腰以下，温令微汗，差。

【译文】

感受风湿，脉浮身重、汗出恶风的，用防己黄芪汤治疗。

防己黄芪汤方：防己 15g，甘草 7.5g（炒），白术 10g，黄芪 20g（去芦）。

以上药物锉细如大麻种子大小，每次抄出 10g 药粉，加生姜 4 片、大枣 1 枚，用水 300mL，煎取 200mL，去滓温服，过较长时间再煎服一次。气喘的加麻黄 7.5g；胃中不和的加芍药 12g；气向上冲的加桂枝 12g；下焦有陈寒的加细辛 12g。服药后应当有虫子在皮肤中爬的感觉，从腰以下感觉冰冷的，让患者坐在一床被子上，再用一床被子绕裹腰以下，使其发热到微微汗出，就能痊愈。

【配伍分析】

脉浮身重、汗出恶风者，是气虚湿邪在表，所以治疗应该补气，从表祛湿。甘草、白术、黄芪补气祛湿，防己解表祛湿。胃中不和是湿聚成饮，留滞胃脘，故加芍药养胃利尿；气上冲者是水饮上冲，故加桂枝温阳化饮；下有陈寒者加细辛可以温阳散寒。

【原文】

伤寒八九日，风湿相搏，身体疼烦，不能自转侧，不呕不渴，脉浮虚而涩者，桂枝附子汤主之。若大便坚，小便自利者，去桂加白术汤主之。

桂枝附子汤方：桂枝四两（去皮），生姜三两（切），附子三枚（炮去皮，破八片），甘草二两（炙），大枣十二枚（擘）。

上五味，以水六升，煮取二升，去滓，分温三服。

【译文】

伤寒八九天，再感风湿，就会感到身体疼，心中烦，不能自由转动身体，不呕吐、不口渴，脉浮虚而涩，用桂枝附子汤治疗。如果大便坚硬，小便畅通，用去桂加白术汤治疗。

桂枝附子汤：桂枝60g（去皮），生姜45g（切），附子3枚（炮去皮，破八片），甘草30g（炙），大枣12枚（擘）。

以上五味药，用水1200mL，煮取200mL，去滓，分三次温服。

【配伍分析】

伤寒八九日，寒邪稽留较久；风湿相搏，身体疼烦，不能自转侧，不呕不渴，脉浮虚而涩者，均是阳虚象，所以用桂枝附子汤增解表散寒之力。

【原文】

白术附子汤方：白术二两，附子一枚半（炮，去皮），甘草一两（炙），生姜一两半（切），大枣六枚。

上五味，以水三升，煮取一升，去滓，分温三服。一服觉身痹，半日许再服，三服都尽，其人如冒状，勿怪，即是术、附并走皮中，逐水气，未得除故耳。

【译文】

白术附子汤方：白术30g，附子1枚半（炮，去皮），甘草15g（炙），生姜22.5g（切），大枣6枚。

以上五味药，用水600mL，煮取200mL，去滓，分三次温服。服一次后如果感觉周身麻木，过半日多再服第二次，三次服完，患者出现头重脚轻的样子，不要大惊小怪，这是白术、附子药力一同走于皮中，驱逐水气，但是暂时还未达到祛除的目标，所以出现这种症状。

【配伍分析】

若大便坚，小便自利者，表明脾胃虚弱，需要补脾胃以通便，小便自利，若再用桂枝，则通利小便更甚而伤阴，使大便更结，故去桂加术成白术附子汤。

【原文】

风湿相搏，骨节疼烦，掣痛不得伸屈，近之则痛剧，汗出短气，小便不利，恶风不欲去衣，或身微肿者，甘草附子汤主之。

甘草附子汤方：甘草二两（炙），白术二两，附子二枚（炮，去皮），桂枝四两（去皮）。

上四味，以水六升，煮取三升，去滓。温服一升，日三服。初服得微汗则解。能食，汗出复烦者，服五合，恐一升多者，取六七合为妙。

【译文】

风湿相搏，骨节疼烦，掣痛不得伸屈，碰到就感剧烈疼痛，汗出短气，小便不利，恶风不想脱衣服，或身体出现微肿的，用甘草附子汤治疗。

甘草附子汤方：甘草30g（炙），白术30g，附子2枚（炮，去皮），桂枝60g（去皮）。

以上四味药，用水1200mL，煮取600mL，去滓。温服200mL，一日三服，初服得微汗就是缓解了。能进食，汗出后又疼痛的，服100mL。担心服200mL量多的，服用120～140mL为佳。

【配伍分析】

本证病机是气虚、阳虚感风湿，治疗应补气温阳祛湿，甘草、白术、附子、桂枝配伍恰合这个治则。

【原文】

太阳中暍，发热恶寒，身重而疼痛，其脉弦细芤迟。小便已，洒洒然毛耸，手足逆冷，小有劳，身即热，口前开板齿燥。若发其汗，则其恶寒甚；加温针，则发热甚；数下之，则淋甚。

太阳中热者，暍是也。汗出恶寒，身热而渴，白虎加人参汤主之。

白虎加人参汤方：知母六两，石膏一斤（碎），甘草二两，粳米六合，人参三两。

上五味，以水一斗，煮米熟汤成，去滓，温服一升，日三服。

【译文】

太阳肌表伤暑，发热恶寒，身体沉重而疼痛，脉象弦细芤迟。小便结束后，身体打战，毫毛竖起，手足逆冷，稍微劳动一下，身体就感觉发热，张口喘息，牙齿干枯少津液。如果用发汗法，就会感到恶寒更重；用温针治疗，则发热加重；反复泻下治疗，则小便淋沥不尽症状会更加重。

太阳中热就叫中暍。汗出恶寒，身热而渴，用白虎加人参汤治疗。

白虎加人参汤方：知母90，石膏240g（打碎），甘草30g，粳米120mL（120g），人参45g。

以上五味药，用水2000mL，煮到米熟的时候药就煎好了，去滓，温服 200mL，一日三服。

【配伍分析】

病机主要是气阴两虚兼有热，所以治疗应益气养阴清热。知母、石膏清热，甘草、粳米、人参益气养阴，生津止渴，恰中病机。

【原文】

太阳中暍，身热疼重而脉微弱，此以夏月伤冷水，水行皮中所致也。一物瓜蒂汤主之。

一物瓜蒂汤方：瓜蒂二十个。

上锉，以水一升，煮取五合，去滓，顿服。

【译文】

太阳中热，身热疼重，而脉微弱，这是夏季被冷水所伤，水行皮中所致。用一物瓜蒂汤治疗。

一物瓜蒂汤方：瓜蒂 20 个。

上药锉碎，用水 200mL，煮取 100mL，去滓，顿服。

【配伍分析】

本病是太阳中热复被冷水所伤，属寒热互结，用汗法伤阴，用清热法不能消散冷水。瓜蒂性寒，可以止痛利水，用瓜蒂既可以利水又不伤阴，一举两得。

本篇治疗、配伍思维总结

太阳在肌表，邪在太阳，基本治疗思维是从表祛邪；兼邪在阳明，根据具体邪气在上或在下选择吐法或泻法；兼邪在膀胱，配合利尿从下祛邪。

百合狐惑阴阳毒病证治第三

【原文】

论曰：百合病者，百脉一宗，悉致其病也。意欲食复不能食，常默默，欲卧不能卧，欲行不能行，欲饮食或有美时，或有不用闻食臭时，如寒无寒，如热无热，口苦，小便赤，诸药不能治，得药则剧吐利，如有神灵者，身形如和，其脉微数。

【译文】

论曰：人体经脉彼此联通，如环无端，气血在其中循环形成一个整体，"百脉"任何一处气血异常都可以诱发的这种病，就叫百合病。百合病的症状是想进食却吃不下去，经常默默无语，想躺着但躺着又不舒服，想走动走动却不舒服，吃饭有时有滋有味，有时又不思饮食，感觉迟钝，不知冷暖，口苦，小便赤，什么药物治疗都无效，吃了药就剧烈呕吐，好像有神灵作祟，但身体外观正常，脉象微数。

【原文】

每溺时头痛者，六十日乃愈；若溺时头不痛，淅然者，四十日愈；若溺快然，但头眩者，二十日愈。其证或未病而预见，或病四五日而出，或病二十日，或一月微见者，各随证治之。

【译文】

每当小便时就头痛的患者，六十天会自愈；如果小便时头不痛，但有点怕冷，四十天会自愈；只是有头晕，二十天自愈。此症状可能在发病前出现，也可能病了四五天以后出现，或者病了二十天、一个月后轻微出现，治疗时随证治疗。

【原文】

百合病，发汗后者，百合知母汤主之。

百合知母汤方：百合七枚（擘），知母三两（切）。

上先以水洗百合，渍一宿，当白沫出，去其水，更以泉水二升，煎取一升，去滓；别以泉水二升，煎知母，取一升，去滓；后合和，煎取一升五合，分温再服。

【译文】

百合病，用了发汗法治疗（这是误治，耗伤阴液），要用百合知母汤清热养阴。

百合知母汤方：百合7枚（擘），知母45g（切）。

先用水洗百合，渍一宿，等到白沫出来后，倒掉水，再加泉水400mL，煎取200mL，去滓；另外用泉水400mL，煎知母，取200mL，去滓；后混合两个药的煎液，煎取300mL，分两次温服。

【配伍分析】

百合病不是表证，"其脉微数"表明有轻微内热，不应该用汗法治疗，如果用了发汗法会加剧伤阴，此时应该用百合知母汤治疗。百合擘后"渍一宿，当白沫出，去其水"，目的是去除百合中轻清升浮的成分。因为百合病病在"脉"，心主脉，肺朝百脉，病在脉也就是病在心肺。百合中轻清升浮成分更易入上焦，又因其升浮则会扰动心神而加重心神不宁，所以通过浸泡去之。用泉水煎煮是用泉水的寒凉、重浊之性，增加安神之效。

【原文】

百合病，下之后者，滑石代赭汤主之。

滑石代赭汤方：百合七枚（擘），滑石三两（碎，绵裹），代赭石（如弹丸大一枚，碎，绵裹）。

上先以水洗百合，渍一宿，当白沫出，去其水，更以泉水二升，煎取一升，去滓；别以泉水二升煎滑石、代赭，取一升，去滓；后合和重煎，取一升五合，分温服。

【译文】

百合病，用下法治疗之后，要用滑石代赭汤治疗。

滑石代赭汤方：百合 7 枚（擘），滑石 45g（打碎，绵裹），代赭石（如弹丸大一枚，打碎，绵裹）。

先用水洗百合，渍一宿，等到白沫出来后，倒掉水，再加泉水 400mL，煎取 200mL，去滓；另外用泉水 400mL 煎滑石、代赭石，取 200mL，去滓；后混合两个药的煎液，煎取 300mL，分两次温服。

【配伍分析】

百合病没有腑实，不应该用泻下法，用泻下法一是伤正，二是胃被下法误治后产生应激、反弹性胃气上逆，所以用滑石、代赭石降逆。这是对症治疗。

【原文】

百合病，吐之后者，用后方主之。

百合鸡子汤方：百合七枚（擘），鸡子黄一枚。

上先以水洗百合，渍一宿，当白沫出，去其水，更以泉水二升，煎取一升，去滓，内鸡子黄，搅匀，煎五分，温服。

【译文】

百合病，用了吐法治疗后，用百合鸡子汤方治疗。

百合鸡子汤方：百合7枚（擘），鸡子黄1枚。

先用水洗百合，渍一宿，等到白沫出来后，倒掉水，再加泉水400mL，煎取200mL，去滓；再加泉水400mL煎取200mL，去滓，加入鸡子黄，搅匀，煎半开，温服。

【配伍分析】

百合病无痰饮、食积之邪在上焦或中焦，不应该用吐法，用了吐法就会直接伤阴，所以用百合鸡子汤补阴。

【原文】

百合病不经吐、下、发汗，病形如初者，百合地黄汤主之。

百合地黄汤方：百合七枚（擘），生地黄汁一升。

上以水洗百合，渍一宿，当白沫出，去其水。更以泉水二升，煎取一升，去滓，内地黄汁，煎取一升五合，分温再服，中病，勿更服，大便当如漆。

【译文】

百合病，未经过吐、下、发汗治疗，病状如病初者，用百合地黄汤治疗。

百合地黄汤方：百合7枚（擘），生地黄汁200mL。

先用水洗百合，渍一宿，等到白沫出来后，倒掉水，再加泉水400mL，煎取200mL，去滓，再加入地黄汁，煎取300mL，分温再服。症状消除了，就不要再服了，大便色应如黑漆。

【配伍分析】

没有经历吐、下、发汗误治的百合病，应该用百合地黄汤治疗。这是正确的治疗思维和正确的选方。从症状分析，百合病是由脉管内瘀血引起的，且瘀血主要在胃肠脉内，所以症状以饮食异常为主；同时兼有一定郁热，所以口苦、尿赤、脉微数。治疗的主要目的应该是去除脉中瘀血。

《神农本草经》认为："百合味甘平，主邪气，腹胀，心痛，利大小便，补中益气，生川谷。"《药性论》认为百合"主百邪鬼魅，涕泣不止，除心下急满痛，治脚气、热咳逆"。《神农本草经》认为："干地黄味甘寒，主折跌绝筋，伤中，逐血痹，填骨髓，长肌肉。作汤除寒热积聚，除痹，生者尤良。""主邪气，腹胀，心痛""除心下急满痛"的百合和"逐血痹""除寒热积聚"的地黄配伍可以去除胃肠脉中的瘀血，"大便当如漆"就是瘀血排出的征象。所以，事实上，百合地黄汤主要配伍、治疗的目的是去除心血管内瘀血，同时百合的"主百邪鬼魅"表明其还有针对神志异常的对症治疗作用。

【原文】

百合病一月不解，变成渴者，百合洗方主之。

百合洗方：上以百合一升，以水一斗，渍之一宿，以洗身，洗已，食煮饼，勿以盐豉也。

【译文】

百合病一个月未缓解，出现明显口渴症状，用百合洗方治疗。

百合洗方：用百合200mL（55g），加水2000mL，渍之一宿，用渍液洗身，洗后，食煮饼，不要吃盐豉。

【配伍分析】

百合病变成渴者是气阴两伤，神志异常已经不是主症，所以百合渍水不用去沫而直接洗身以补阴，食煮饼是为了补气，勿以盐豉是为了减少伤阴。

【原文】

百合病，渴不差者，用后方主之。

栝楼牡蛎散方：栝楼根、牡蛎（熬）等分。

上为细末，饮服方寸匕，日三服。

【译文】

百合病，口渴不缓解者，用后面方子治疗。

栝楼牡蛎散方：天花粉、牡蛎（熬）等分。

上药碾为细末，每次用温开水饮服一方寸匕（约2g），一日三服。

【配伍分析】

口渴不缓解者，是因为阴伤严重，天花粉、牡蛎都可以清热补阴，故本方属于针对病机的对证治疗。

【原文】

百合病，变发热者（一作发寒热），百合滑石散主之。

百合滑石散方：百合一两（炙），滑石三两。

上为散，饮服方寸匕，日三服。当微利者，止服，热则除。

【译文】

百合病，出现发热者（一作发寒热），百合滑石散治疗。

百合滑石散方：百合 15g（炙），滑石 45g。

上药为散，每次用温水冲服 3g，一日三服。当出现微微腹泻时，停止服用，热就会消除。

【配伍分析】

"百合病，变发热者"表明有湿热，滑石可以清热利湿，故加之。

【原文】

百合病见于阴者，以阳法救之；见于阳者，以阴法救之。见阳攻阴，复发其汗，此为逆；见阴攻阳，乃复下之，此亦为逆。

【译文】

百合病以阴寒为典型特征者，用温阳的方法来治疗；以燥热为特点者，则应该以滋阴的方法来治疗。如果是阳热的病损伤了阴液而又错误地使用了发汗的方法；或者是阴寒的症状损伤了阳气，又错误地使用了下法，在治疗上都属于错误的方法。

【原文】

狐惑之为病，状如伤寒，默默欲眠，目不得闭，卧起不安，蚀于喉为惑，蚀于阴为狐，不欲饮食，恶闻食臭，其面目乍赤、乍黑、乍白。

【译文】

狐惑病，症状类似伤寒，患者精神不足想睡觉却睡不着，不想闭眼，起卧不安，侵蚀腐烂于咽喉部的叫"惑"，侵蚀腐烂于前后二阴的叫"狐"，不想吃饭，讨厌食物气味，面目颜色忽赤、忽黑、忽白。

【原文】

蚀于上部则声喝（一作嘎），甘草泻心汤主之。

甘草泻心汤方：甘草四两，黄芩三两，人参三两，干姜三两，黄连一两，大枣十二枚，半夏半斤。

上七味，以水一斗，煮取六升，去滓，再煎，温服一升，日三服。

蚀于下部则咽干，苦参汤洗之。

苦参汤方：

苦参一升。以水一斗，煎取七升，去滓，熏洗，目三服。

蚀于肛者，雄黄熏之。

雄黄。

上一味，为末，筒瓦二枚合之，烧，向肛熏之。

【译文】

侵蚀腐烂于上部（一般是咽喉）会出现声音嘶哑，用甘草泻心汤治疗。

甘草泻心汤方：甘草 60g，黄芩 45g，人参 45g，干姜 45g，黄连 15g，大枣 12 枚，半夏 120g。

以上七味药，加水 2000mL，煮取 1200mL，去滓再煎，每次温服 200mL，一日三服。

侵蚀腐烂于下部则会出现咽干，用苦参汤外洗。

苦参汤方：苦参 200mL（60g）。

加水 2000mL，煎取 140mL，去滓，熏洗，一日三次。

侵蚀腐烂于肛门者，用雄黄熏。

雄黄熏方：雄黄一味药为末，用筒瓦 2 片合盖住，点燃雄黄使之生烟向肛熏。

【配伍分析】

因为狐惑病发是因为正虚邪侵，治疗要益气扶正，祛湿浊。甘草泻心汤中黄芩、黄连清热燥湿，半夏化痰燥湿，干姜温中燥湿，四药寒热并投以祛邪；人参、甘草、大枣益气扶正助祛邪。全方配伍目的与需要的治则对应。

侵蚀于会阴部者会出现咽干，用苦参汤外洗，因为病位表浅，可以直接外洗，苦参可以祛湿杀虫，对应主症治疗。

侵蚀于肛门者，病位表浅，可以用雄黄熏，因为雄黄可以杀虫、祛湿、止痒。

【原文】

病者脉数，无热，微烦，默默但欲卧，汗出，初得之三四日，目赤如鸠眼；七八日，目四眦（一本此有黄字）黑。若能食者，脓已成也，赤小豆当归散主之。

赤小豆当归散方：赤小豆三升（浸令芽出，曝干），当归三两。

上二味，杵为散，浆水服方寸匕，日三服。

【译文】

患者脉数，无热，微烦，默默不想说话但想卧床睡觉，汗出，初得病三四日，眼睛红赤如斑鸠眼睛；七八日，眼睛四眦（一本此有黄字）发黑。如果患者是能吃饭的，说明脓已成，用赤小豆当归散治疗。

赤小豆当归散方：赤小豆600mL（450g）（浸泡，令芽出，曝干），当归45g。

以上二味药，捣碎为散，每次用温开水服3g，一日服三次。

【配伍分析】

当归可以破瘀，赤小豆可以排脓，故脓已成也，用赤小豆当归散治疗。

【原文】

阳毒之为病，面赤斑斑如锦文，咽喉痛，唾脓血，五日可治，七日不可治，升麻鳖甲汤主之。阴毒之为病，面目青，身痛如被杖，咽喉痛，五日可治，七日不可治，升麻鳖甲汤去雄黄、蜀椒主之。

升麻鳖甲汤方：升麻二两，当归一两，蜀椒一两（炒，去汗），甘草二两，雄黄半两（研），鳖甲手指大一片（炙）。

上六味，以水四升，煮取一升，顿服之，老小再服，取汗。

【译文】

阳毒致病，患者面赤斑斑如锦文，咽喉痛，唾脓血。五日可治，七日不可治，用麻鳖甲汤治疗。阴毒致病，患者面目青，身痛像被棍打，咽喉痛。五日可治，七日不可治，可用升麻鳖甲汤去雄黄、蜀椒治疗。

升麻鳖甲汤方：升麻 30g，当归 15g，蜀椒 15g（炒去汗），甘草 30g，雄黄 7.5g（研），鳖甲手指大 1 片（炙）。

以上六味药，加水 800mL，煮取 200mL，顿服，老人或儿童再服一次，直到汗出。

【配伍分析】

阴、阳毒的阴阳区分是以病位、病色、病势为主要依据的。阳毒病位在表，病色鲜明，机体的驱邪外出态势已经形成

（唾脓血），治疗应该清毒软坚，因势利导祛邪。而升麻鳖甲汤中，升麻、鳖甲、甘草清毒软坚；升麻、当归通瘀，因势利导向上助排脓祛邪。《神农本草经》认为"雄黄味苦，平、寒，主寒热、鼠瘘、恶创、疽痔、死肌，杀精物、恶鬼、邪气、百虫毒，胜五兵"，"蜀椒味辛，温，主邪气、咳逆，温中，逐骨节、皮肤死肌、寒湿痹痛，下气"，二药寒热并投，一是祛邪于当处，二是发散助祛邪排脓。全方诸药配伍达到清毒软坚、发散、因势利导、排脓祛邪的治疗目的。阴毒的症状是"面目青，身痛如被杖，咽喉痛"，表明病位较深，机体正气驱邪外出的宏观免疫态势尚未形成，治疗可以清毒软坚，但不应该用发散法，因为发散阴性之邪可能促使邪气流转播散，无因势利导之免疫趋势而用的发散也会促使邪气流转播散，所以治阴毒应去掉雄黄、蜀椒。

本篇治疗、配伍思维总结

百合病、狐惑病、阴阳毒看似是不相关的三种疾病，之所以放在一篇论治，是因为它们都是非常特殊的疾病，且有共同点。百合病有内生之邪需要祛除，狐惑病、阴阳毒有外感之邪需要祛除，如何因势利导、选择适宜的路径扶正祛邪，或减少邪气播散就是治疗需要考虑的基本点，文中几个治疗方剂都忠实地体现了这一治疗思想。

疟病脉证并治第四

【原文】

师曰：疟脉自弦，弦数者多热，弦迟者多寒。弦小紧者下之差，弦迟者可温之，弦紧者可发汗，针灸也，浮大者可吐之，弦数者风发也，以饮食消息止之。

师曰：阴气孤绝，阳气独发，则热而少气烦冤，手足热而欲呕，名曰瘅疟。若但热不寒者，邪气内藏于心，外舍分肉之间，令人消铄脱肉。

温疟者，其脉如平，身无寒但热，骨节疼烦，时呕，白虎加桂枝汤主之。

白虎加桂枝汤方：知母六两，甘草二两（炙），石膏一斤，粳米二合，桂（去皮）三两。

上锉，每五钱，水一盏半，煎至八分，去滓，温服，汗出愈。

【译文】

老师说：疟病的脉是弦脉，弦数的多热，弦迟的多寒。弦小紧的用下法可治愈，弦迟的可用温法，弦紧的可用发汗法和针灸治疗，浮大的可用吐法，弦数的为风邪发作，可通过饮食、休息调理。

老师说：阴气耗竭，阳气独盛，就会出现发热、少气而烦闷及手足热而欲呕的症状，这是瘅疟。如果是只热不寒的，是内有邪气藏于心、外有邪气滞留分肉之间，让患者消瘦脱肉。

温疟脉象如常，身体不感到寒冷只感觉热，骨节疼烦，有时作呕，用白虎加桂枝汤治疗。

白虎加桂枝汤方：知母90g，甘草30g（炙），石膏240g，粳米40mL（40g），桂枝45g（去皮）。

以上药物锉成末，每取7.5g，加水300mL，煎至240mL，去滓，温服，汗出了症状就缓解了。

【配伍分析】

身无寒但热、时呕，是阳明有热，故用白虎汤清热（石膏、知母、炙甘草、粳米）；骨节疼烦表明经络肌表亦有邪，故用桂枝通络，从表解邪。

【原文】

疟多寒者，名曰牝疟，蜀漆散主之。

蜀漆散方：蜀漆（洗去腥）、云母（烧二日夜）、龙骨等分。

上三味，作为散，未发前，以浆水服半钱。温疟加蜀漆半分，临发时，服一钱匕。

【译文】

疟病多寒的，叫牝疟，用蜀漆散治疗。

蜀漆散方：蜀漆（洗去腥）、云母（烧二日夜）、龙骨等分。

以上三味药，做成散，未发前用浆水送服0.75g。温疟加蜀漆2g，临发时服3g。

【配伍分析】

以性平蜀漆（又名常山）祛痰截疟，云母烧制使其性温除疟，龙骨止阴疟。全方治疗思维直接，既是对证治疗，又是对症治疗。

【原文】

病疟，以月一日发，当以十五日愈，设不差，当月尽解。如其不差，当云何？师曰：此结为癥瘕，名曰疟母，急治之，宜鳖甲煎丸。

【译文】

疟病，一个月发作一次的，应该过十五日即痊愈，如果不愈，当一个月痊愈。如果还不好，应该怎么办？老师说：病已经结为癥瘕，名叫疟母，要赶快治疗，适合用鳖甲煎丸。

【原文】

鳖甲煎丸方：鳖甲十二分（炙），乌扇三分（烧），黄芩三分，柴胡六分，鼠妇三分（熬），干姜三分，大黄三分，芍药五分，桂枝三分，葶苈一分（熬），石韦三分（去毛），厚朴三分，牡丹五分（去心），瞿麦二分，紫葳三分，半夏一分，人参一分，䗪虫五分（熬），阿胶三分（炙），蜂巢四分（炙），赤硝十二分，蜣螂六分（熬），桃仁二分。

上二十三味，为末，取灶下灰一斗，清酒一斛五斗，浸灰，候酒尽一半，着鳖甲于中，煮令泛烂如胶漆，绞取汁，内诸药，煎为丸，如梧子大，空心服七丸，日三服。

【译文】

鳖甲煎丸方：鳖甲48g（炙），乌扇12g（烧），黄芩12g，柴胡 24g，鼠妇 12g（熬），干姜 12g，大黄 12g，芍药 20g，桂枝 12g，葶苈子 4g（熬），石韦 12g（去毛），厚朴 12g，牡丹皮 20g（去心），瞿麦 8g，紫葳 12g，半夏 4g，人参 4g，䗪虫 20g（熬），阿胶 12g（炙），蜂巢 16g（炙），赤硝 48g，蜣螂 24g（熬），桃仁 8g。

以上二十三味药，研成末，取灶下灰 2000mL，清酒 30000mL，浸灰，等到酒尽得减半时，将鳖甲放入其中，煎煮至鳖甲全部烂如胶漆，用布绞取汁，加入其他药，煎为丸，如梧子大，每次空腹服七丸，一日三服。

【配伍分析】

疟母病机是气血亏虚，邪入血分，痰瘀互结，治疗大法应该补气血以扶正，祛邪化瘀，软坚散结。芍药、人参、阿胶补气血扶正；鳖甲软坚散结，鼠妇、牡丹、瞿麦、䗪虫、桃仁、蜂巢、蜣螂、大黄、赤硝、紫葳（凌霄花）破血通经；葶苈子、石韦、厚朴、黄芩、柴胡、乌扇（射干）、干姜、桂枝、半夏寒热并用祛邪。配伍思维与治疗大法契合。

本篇治疗、配伍思维总结

疟病基本病机是正虚邪侵，基本辨证是寒热虚实。未成有形疟母时治疗思维是扶正祛邪，清热散寒；已成形疟母时的治疗思维依然是扶正祛邪，只是要增加活血化瘀、软坚散结之法。

中风历节病脉证并治第五

【原文】

寸口脉浮而紧，紧则为寒，浮则为虚，寒虚相搏，邪在皮肤。浮者血虚，络脉空虚，贼邪不泻，或左或右，邪气反缓，正气即急，正气引邪，喝僻不遂。

寸口脉迟而缓，迟则为寒，缓则为虚；荣缓则为亡血，卫缓则为中风。邪气中经，则身痒而瘾疹；心气不足，邪气入中，则胸满而短气。

邪在于络，肌肤不仁；邪在于经，即重不胜；邪入于腑，即不识人；邪入于脏，舌即难言，口吐涎。

夫风之为病，当半身不遂，或但臂不遂者，此为痹。脉微而数，中风使然。

【译文】

寸口脉浮而紧，紧是有寒，浮是正气虚，寒虚相搏，是邪在皮肤。脉浮是因为血虚，络脉空虚，入侵的邪气未被祛除，滞留于人体的左侧或右侧，邪气侵入一侧阻塞经络，让肢体缓废，而正常一侧较旺盛的正气正常运行则让肢体显得挛紧，正邪斗争，导致口喝身瘫。

寸口脉迟而缓，迟是有寒，缓是正虚；沉取脉缓是失血，浮取脉缓是中风。邪气中经，则出现身痒并有瘾疹症状；心气不足，邪气骤然侵入，则会出现胸满而短气的症状。

邪气在络，症状是肌肤麻木不仁；邪气在经，则不能做重劳力活动；邪气入于腑，就会神昏不认人；邪气入于脏，舌强语謇，口中吐涎流水。

风邪致病，出现半身不遂，或只有上臂活动不遂的，是痹病。脉微而数，是中风引起的。

【原文】

侯氏黑散，治大风，四肢烦重，心中恶寒不足者。

菊花四十分，白术十分，细辛三分，茯苓三分，牡蛎三分，桔梗八分，防风十分，人参三分，矾石三分，黄芩五分，当归三分，干姜三分，芎䓖三分，桂枝三分。

上十四味，杵为散，酒服方寸匕，日一服。初服二十日，温酒调服，禁一切鱼、肉、大蒜，常宜冷食，在腹中不下也，热食即下矣，冷食自能助药力。

【译文】

侯氏黑散用于治疗大风，症状是四肢烦重，心中感到恶寒、亏虚。

菊花160g，白术40g，细辛12g，茯苓12g，牡蛎12g，桔梗32g，防风40g，人参12g，白矾12g，黄芩20g，当归12g，干姜12g，川芎（即芎䓖）12g，桂枝12g。

以上十四味药，捣碎成散，用酒冲服3g，一日一服。首个疗程服药二十日，温酒调服，禁一切鱼、肉、大蒜，平常适宜吃冷食，因为冷食在腹中运转慢，热食很快就消化下行，冷食自能助药力。

【配伍分析】

四肢烦重是风中肌表兼痰湿的表现，用菊花、防风、川芎、桂枝、桔梗、细辛祛表邪，用茯苓、白矾、黄芩、干姜，热多寒少，祛痰化湿；牡蛎重镇除烦；心中恶寒不足是气血两虚，用白术、人参、当归扶正补气血。本方的配伍思维恰是本证需要的治疗思维。

【原文】

风引汤，除热瘫痫。

大黄、干姜、龙骨各四两，桂枝三两，甘草、牡蛎各二两，寒水石、滑石、赤石脂、白石脂、紫石英、石膏各六两。

上十二味，杵，粗筛，以韦囊盛之，取三指撮，井花水三升，煮三沸，温服一升。

【译文】

风引汤可以治疗热瘫痫。

大黄、干姜、龙骨各60g，桂枝45g，甘草、牡蛎各30g，寒水石、滑石、赤石脂、白石脂、紫石英、石膏各90g。

以上十二味，捣碎，粗筛，用韦囊盛好，取三指撮，用井花水600mL，煮三沸，温服200mL。

【配伍分析】

热瘫痫是痰热互结成风上冲所致，治宜清热化痰，导邪引风下行。大黄、石膏、甘草清热泄热；干姜、桂枝引风下行；龙骨、牡蛎、寒水石、滑石、赤石脂、白石脂、紫石英重镇安神泄热。全方配伍对证、对症。

【原文】

防己地黄汤，治病如狂状，妄行，独语不休，无寒热，其脉浮。

防己一钱，桂枝三钱，防风三钱，甘草二钱。

上四味，以酒一杯，浸之一宿，绞取汁，生地黄二斤，㕮咀，蒸之如斗米饭久，以铜器盛其汁，更绞地黄汁，和分再服。

【译文】

防己地黄汤治疗的病症是发狂，行为怪诞，不停自言自语，不恶寒发热，脉象浮。

防己1.5g，桂枝4.5g，防风4.5g，甘草3g。

以上四味药，用酒一杯，浸泡一夜，绞取汁；生地黄480g，捣碎，蒸的时间和蒸一斗米饭时间一样长，用铜器盛其煎液，用布绞出地黄汁；绞出的两份药汁兑在一起，分两次服。

【配伍分析】

本病病机是外感风邪，内有瘀血，以少量防己、桂枝、防风祛风，重用生地黄养阴清热化瘀。配伍思维对应病机。

【原文】

头风摩散方：大附子一枚（炮），盐等分。

上二味为散，沐了，以方寸匕，已摩疾上，令药力行。

【译文】

头风摩散方：大附子一枚（炮），盐等量。

以上二味药制成散，将头洗干净，用3g量，置于患处揉摩，令药力得以发挥。

【配伍分析】

外感风寒，以附子外摩方祛风寒。

【原文】

寸口脉沉而弱，沉即主骨，弱即主筋，沉即为肾，弱即为肝。汗出入水中，如水伤心。历节黄汗出，故曰历节。

趺阳脉浮而滑，滑则谷气实，浮则汗自出。

少阴脉浮而弱，弱则血不足，浮则为风，风血相搏，即疼痛如掣。

盛人脉涩小，短气，自汗出，历节疼，不可屈伸，此皆饮酒汗出当风所致。

【译文】

寸口脉沉而弱，沉主病在骨，弱主病在筋，沉表明病在肾，弱表明病在肝。出了汗之后进入水中，寒邪会侵入损伤心脉。历节病是出黄汗，如烤竹子流出的黄色的汁液，所以叫历节。

趺阳脉浮而滑，滑表明谷气实，浮则会容易出汗。

少阴脉浮而弱，弱表明血不足，浮表明有风邪，风血相搏，就会疼痛剧烈。

肥胖人的脉涩小，伴有短气，容易出汗，关节疼痛，屈伸受限，都是饮酒汗出，又受了风邪所致。

【原文】

诸肢节疼痛，身体魁羸，脚肿如脱，头眩短气，温温欲吐，桂枝芍药知母汤主之。

桂枝芍药知母汤方：桂枝四两，芍药三两，甘草二两，麻黄二两，生姜五两，白术五两，知母四两，防风四两，附子二枚（炮）。

上九味，以水七升，煮取二升，温服七合，日三服。

【译文】

各肢体关节疼痛，身体非常消瘦，两脚肿大，头眩晕，气短，心中郁郁不舒，时有呕吐之感，用桂枝芍药知母汤治疗。

桂枝芍药知母汤方：桂枝 60g，芍药 45g，甘草 30g，麻黄 30g，生姜 75g，白术 75g，知母 60g，防风 60g，附子 2 枚（炮）。

以上九味药，用水 1400mL，煮取 400mL，温服 140mL，一日三服。

【配伍分析】

肢体疼痛为邪在肌表、经络，肿如脱表明水湿较重，头眩短气为气虚，温温欲吐为邪入里化热，是胃中有邪。用桂枝、麻黄、生姜、防风、附子解表祛湿，通经络；甘草、白术补气；桂枝、芍药和营卫通经络；知母养阴。全方扶正、从表祛邪。

【原文】

味酸则伤筋，筋伤则缓，名曰泄；咸则伤骨，骨伤则痿，名曰枯。枯泄相搏，名曰断泄。荣气不通，卫不独行，荣卫俱微，三焦无所御，四属断绝。

【译文】

酸味伤筋，筋伤则迟缓无力，这种病理状态叫泄；咸味伤骨，骨伤则痿废不用，这种病理状态叫枯。枯泄都有，则叫断泄。如果荣气不通，卫气不能独行，荣卫都亏虚，三焦不能发挥作用，皮肉脂髓不相连属。

【原文】

病历节不可屈伸，疼痛，乌头汤主之。

乌头汤方：麻黄、芍药、黄芪、甘草（炙）各三两，川乌五枚（咬咀，以蜜二升，煎取一升，即出乌头）。

上五味，咬咀四味，以水三升，煮取一升，去滓，内蜜煎中，更煎之，服七合。不知，尽服之。

【译文】

患历节病，关节不可屈伸、疼痛的，用乌头汤治疗。

乌头汤方：麻黄、芍药、黄芪、甘草（炙）各45g，川乌5枚（25g左右）（捣碎，以蜜400mL，煎取200mL，即捞出乌头）。

以上五味，捣碎四味，加水600mL，煮取100mL，去滓，加蜜，再煎，先服140mL。如果没缓解，就全部服完。

【配伍分析】

本病病机是正虚、邪在肌表，适宜的治疗思路应该是扶正、从表祛邪。芍药、黄芪、甘草补气血扶正于内；麻黄、川乌解表散寒止痛；蜂蜜扶正解毒。全方配伍思想切合治疗需要。

本篇治疗、配伍思维总结

中风、历节或痹病，病邪在肌表，所以治疗应从表祛邪，有正虚的要扶正。

血痹虚劳病脉证并治第六

【原文】

问曰：血痹病从何得之？师曰：夫尊荣人，骨弱肌肤盛，重因疲劳汗出，卧不时动摇，加被微风，遂得之。

但以脉自微涩，在寸口、关上小紧，宜针引阳气，令脉和，紧去则愈。

【译文】

学生问：血痹病是如何发生的？老师答：养尊处优的人，筋骨弱，体形肥胖，又因疲劳汗出，睡觉时翻身，感受轻微风邪，就发病了。

若血痹患者脉象微涩，在寸口、关上微紧，治疗适宜用针刺疗法引导阳气，使脉畅通平和，紧象消除，病就痊愈了。

【原文】

血痹，阴阳俱微，寸口关上微，尺中小紧，外证身体不仁，如风痹状，黄芪桂枝五物汤主之。

黄芪桂枝五物汤方：黄芪三两，芍药三两，桂枝三两，生姜六两，大枣十二枚。

上五味，以水六升，煮取二升，温服七合，日三服。

【译文】

患了血痹，浮取沉取脉都细弱，寸口、关上细弱，尺中小紧，患者身体麻木不仁，症状像风痹，用黄芪桂枝五物汤治疗。

黄芪桂枝五物汤方：黄芪、芍药、桂枝各45g，生姜90g，大枣12枚。

以上五味药加水1200mL，煮取400mL，一次温服约140mL，一天分三次服完。

【配分伍析】

脉浮沉取俱微，气血不足，外有感寒，予黄芪益气，芍药补血，桂枝通痹，桂枝汤外散寒邪。

【原文】

夫男子平人，脉大为劳，极虚亦为劳。

人年五六十，其病脉大者，痹侠背行，若肠鸣，马刀侠瘿者，皆为劳得之。

脉沉小迟，名脱气，其人疾行则喘喝，手足逆寒，腹满，甚则溏泄，食不消化也。

【译文】

一般男性，如果脉象浮大是虚劳病，脉象非常虚弱也是虚劳病。

人到了五六十岁，如果出现脉象浮大，沿脊柱两侧麻木疼痛，或者肠内沥沥有声，腋下、颈部有痰核瘿瘤，都是因虚劳致病。

脉沉小而迟，叫脱气，这样的患者一快走就气喘吁吁，手足逆冷，腹部胀满，甚至溏泄，完谷不化。

【原文】

男子脉浮弱而涩，为无子，精气清冷（一作冷）。

【译文】

男人脉象如果浮弱而涩，则不能生育后代，因为其精气清冷。

【原文】

虚劳腰痛，少腹拘急，小便不利者，八味肾气丸主之（方见妇人杂病中）。

【译文】

虚劳病出现腰痛、少腹拘急、小便不利的，用八味肾气丸治疗（处方见妇人杂病中）。

【配伍分析】

本证病机是肾虚有邪，治疗应该补肾，因势利导，从下祛邪。重用干地黄、山茱萸、薯蓣补阴，少佐桂枝、附子补阳，使阴得阳可化；泽泻、茯苓、牡丹皮因势利导，从下祛邪。

【原文】

虚劳诸不足，风气百疾，薯蓣丸主之。

薯蓣丸方：薯蓣三十分，当归、桂枝、曲、干地黄、豆黄卷各十分，甘草二十八分，芎䓖、麦门冬、芍药、白术、杏仁各六分，人参七分，柴胡、桔梗、茯苓各五分，阿胶七分，干姜三分，白敛二分，防风六分，大枣百枚（为膏）。

上二十一味，末之，炼蜜和丸，如弹子大，空腹酒服一丸，一百丸为剂。

【译文】

各种虚劳病、不足之症，外感引起的慢性病，可以用薯蓣丸治疗。

暮蓣丸方：薯蓣 120g，当归、桂枝、神曲、干地黄、豆黄卷各 40g，甘草 112g，川芎、麦冬、芍药、白术、杏仁各 24g，人参 28g，柴胡、桔梗、茯苓各 20g，阿胶 28g，干姜 12g，白蔹 8g，防风 24g，大枣 100 个（打成膏状）。

以上二十一味药研成粉末，炼蜜和丸，如弹子大，空腹用酒服一丸，一百丸为一个疗程。

【配伍分析】

本证病机为正虚于内，外感风寒；治疗应该扶正，从表祛邪，祛肺邪，解肌表。薯蓣、当归、干地黄、神曲、豆黄卷、甘草、川芎、麦冬、芍药、白术、人参、阿胶、大枣、干姜、桂枝气血双补；柴胡、桔梗、茯苓、白蔹、防风、杏仁宣肺解表祛风。配伍原则对应需要的治则。

【原文】

男子面色薄者，主渴及亡血，卒喘悸，脉浮者，里虚也。

劳之为病，其脉浮大，手足烦，春夏剧，秋冬瘥，阴寒精自出，酸削不能行。

脉弦而大，弦则为减，大则为芤，减则为寒，芤则为虚，虚寒相搏，此名为革。妇人则半产漏下，男子则亡血失精。

【译文】

男人面色淡白无华，是津液亏虚或失血的征象，突然出现气喘、心悸、脉浮，是里虚的征象。

虚劳病，脉浮大，手足心热，春夏季加重，秋冬季缓解，阴部寒冷，精液自动流出，下肢酸痛消瘦且行走无力。

脉象弦而大，弦是脉象内缩之势，大是脉内空外扩的芤象，减则为寒，芤则为虚，虚寒相搏，即为革脉。革脉见于妇人，一般是半产漏下，见于男子一般是亡血失精。

【原文】

虚劳虚烦不得眠，酸枣汤主之。

酸枣汤方：酸枣仁二升，甘草一两，知母二两，茯苓二两，芎䓖二两。

上五味，以水八升，煮酸枣仁，得六升，内诸药，煮取三升，分温三服。

【译文】

虚劳病，虚烦不得安眠，用酸枣汤治疗。

酸枣汤方：酸枣仁 400mL，甘草 15g，知母、茯苓、川芎各 30g。

以上五味药，加水 1600mL，先煮酸枣仁，煮至 1200mL，再加入其他药，再煮到 600mL，分三次温服。

【配伍分析】

因虚失眠，重用酸枣仁补虚安神，甘草补气安神，知母清热安神，茯苓、川芎祛湿安神。

【原文】

五劳虚极羸瘦，腹满不能饮食，食伤、忧伤、饮伤、房室伤、饥伤、劳伤、经络营卫气伤，内有干血，肌肤甲错，两目黯黑。缓中补虚，大黄蟅虫丸主之。

大黄蟅虫丸方：大黄十分（蒸），黄芩二两，甘草三两，桃仁一升，杏仁一升，芍药四两，干地黄十两，干漆一两，虻虫一升，水蛭百枚，蛴螬一升，蟅虫半升。

上十二味，末之，炼蜜和丸小豆大，酒饮服五丸，日三服。

【译文】

五劳至极，瘦弱不堪，腹部胀满不能进食，或是因饮食所伤、忧思所伤、饮酒过度所伤、房室不节所伤、饥饿太过所伤、劳累过度所伤、经络营卫气所伤等，体内有瘀血，会出现肌肤甲错、两目暗黑等症状。治疗应该缓中补虚，可以用大黄䗪虫丸治疗。

大黄䗪虫丸方：大黄40g（蒸），黄芩30g，甘草45g，桃仁200mL（100g），杏仁200mL（50g），芍药60g，干地黄150g，干漆15g，虻虫200mL（50g），水蛭100个（50g），蛴螬200mL（50g），䗪虫50mL（12.5g）。

将十二味药研磨成粉，炼蜜和丸如小豆大，酒饮服五丸，每日三服。

【配伍分析】

本证病机是正虚，日久瘀血，治疗应该扶正祛瘀。甘草、芍药、地黄补虚；大黄、虻虫、水蛭、蛴螬、䗪虫、干漆、桃仁行血祛瘀，地黄亦可祛瘀；瘀久成劳发热，虚则上焦易感，以黄芩清热祛邪。配伍思维与需要的治疗方法对应。

【原文】

男子平人，脉虚弱细微者，善盗汗也。

男子脉虚沉弦，无寒热，短气里急，小便不利，面色白，时目瞑，兼衄，少腹满，此为劳使之然。

【译文】

普通男性，如果脉虚弱细微，容易盗汗。

男人脉象虚沉弦，无恶寒发热症状，气短，内感拘急，小便不利，面色白，时不时出现头晕眼花，兼有衄血，少腹胀满，这是劳损过度导致的。

【原文】

虚劳里急，悸，衄，腹中痛，梦失精，四肢酸疼，手足烦热，咽干口燥，小建中汤主之。

小建中汤方：桂枝三两（去皮），甘草三两（炙），大枣十二枚，芍药六两，生姜三两，胶饴一升。

上六味，以水七升，煮取三升，去滓，内胶饴，更上微火消解，温服一升，日三服。

【译文】

出现虚劳里急、心悸、衄血、腹中痛、梦中遗精或滑精、四肢酸疼、手足心烦热、咽干口燥等症状，用小建中汤治疗。

小建中汤方：桂枝45g（去皮），甘草45g（炙），大枣12枚，芍药90g，生姜45g，胶饴200mL（250g）。

以上六味药加水1400mL，煎煮到600mL，去滓，加入胶饴，再用微火煮匀，每次温服200mL，每天服用三次。

【配伍分析】

虚劳病机以阴虚为主，治疗应该以补阴为主，所以重用饴糖、甘草、大枣、芍药补阴，加入桂枝、生姜甘温之品助运。

【原文】

虚劳里急，诸不足，黄芪建中汤主之。

夫失精家，少腹弦急，阴头寒，目眩（一作目眶痛），发落，脉极虚芤迟，为清谷、亡血、失精。脉得诸芤动微紧，男子失精，女子梦交。桂枝龙骨牡蛎汤主之。

桂枝加龙骨牡蛎汤方：桂枝、芍药、生姜各三两，甘草二两，大枣十二枚，龙骨、牡蛎各三两。

上七味，以水七升，煮取三升，分温三服。

【译文】

虚劳病，体内拘急，各种虚损不足，用黄芪建中汤治疗。

经常梦遗、滑精的患者，出现少腹挛急、前阴寒冷、眼花（一作目眶痛）、脱发、脉极虚芤迟等症状，是因慢性腹泻、失血、遗精或滑精等造成的。脉象呈现各种芤、动、微、紧等，一般来说，男子是因为遗精或滑，女子有梦交现象。可用桂枝加龙骨牡蛎汤治疗。

桂枝加龙骨牡蛎汤方：桂枝、芍药、生姜各45g，甘草30g，大枣12枚，龙骨、牡蛎各45g。

以上七味药，加水1400mL，煮取600mL，分三次温服。

【配伍分析】

本证病机是气血亏虚，予芍药、甘草、大枣、桂枝、生姜补气血，通气血，气血得补得通则精气神恢复；用龙骨、牡蛎重镇安神，可去遗精、梦交妄念。

【原文】

天雄散方：天雄三两（炮），白术八两，桂枝六两，龙骨三两。

上四味，杵为散，酒服半钱匕，日三服，不知，稍增之。

【译文】

天雄散方：天雄45g（炮），白术120g，桂枝90g，龙骨45g。

以上四味药捣碎成散剂，每次用酒冲服半钱匕（0.8~0.9g），每日服三次，如果症状没有减轻，就稍稍增加服用量。

注：天雄，别名白幕，又名乌头或白附片。

【配伍分析】

本证证候是阳虚神志异常，治疗应该益气温阳，重镇安神，方中附片、桂枝温阳，白术益气，龙骨重镇安神，恰中病机。

本篇治疗、配伍思维总结

血痹虚劳病以虚为主，治疗首先要补虚，如兼有邪则祛邪，兼有瘀则祛瘀。

肺痿肺痈咳嗽上气病脉证治第七

【原文】

问曰：热在上焦者，因咳为肺痿。肺痿之病从何得之？师曰：或从汗出，或从呕吐，或从消渴，小便利数，或大便难，又被快药下利，重亡津液，故得之。曰：寸口脉数，其人咳，口中反有浊唾涎沫者何？师曰：为肺痿之病。若口中辟辟燥，咳即胸中隐隐痛，脉反滑数，此为肺痈，咳唾脓血。脉数虚者为肺痿，数实者为肺痈。

问曰：病咳逆，脉之，何以知此为肺痈？当有脓血，吐之则死，其脉何类？师曰：寸口脉微而数，微则为风，数则为热；微则汗出，数则恶寒。风中于卫，呼气不入；热过于荣，吸而不出。风伤皮毛，热伤血脉。风舍于肺，其人则咳，口干喘满，咽燥不渴，时唾浊沫，时时振寒。热之所过，血为之凝滞，蓄结痈脓，吐如米粥。始萌可救，脓成则死。

上气，面浮肿，肩息，其脉浮大，不治。又加利，尤甚。

上气，喘而躁者，属肺胀，欲作风水，发汗则愈。

肺痿吐涎沫而不咳者，其人不渴，必遗尿，小便数，所以然者，以上虚不能制下故也。此为肺中冷，必眩，多涎唾，甘草干姜汤以温之。若服汤已渴者，属消渴。

甘草干姜汤方：甘草四两（炙），干姜二两（炮）。

上吹咀，以水三升，煮取一升五合，去滓，分温再服。

【译文】

学生问：热邪在上焦，会出现咳嗽症状，可发展成肺痿。肺痿是怎么发生的？老师答道：或因为汗出，或因为呕吐，或因为消渴，小便多，或大便干结，又被峻猛的泻药泻下，重复耗伤津液，导致肺痿发生。学生问：患者寸口脉数，虽有咳嗽症状，但是口中总有浊唾涎沫，是什么病？师曰：是肺痿病。如果口中非常干燥，咳嗽时胸中隐隐作痛，脉滑数，是肺痈病，咳吐脓血。脉数虚者是肺痿，脉数实者是肺痈。

学生问：出现呛咳症状，如何通过脉象确诊为肺痈？当出现咳吐脓血症状，咳吐严重会死亡，其脉象是怎样的？老师答：寸口脉微而数，微是感受了风邪，数是因为有热；微则汗出，数则恶寒。风邪中于卫表，呼气不能宣达到卫表；热邪郁结在营分，吸气更加困难。风伤皮毛，热伤血脉。风邪侵袭肺脏，患者出现咳嗽，口干喘气，憋闷，咽燥不渴，不时咳吐浊沫，时时振寒。热邪侵袭之处，血液凝滞，蓄结痈脓，可吐出像米粥的痰。病情发展初期可救，脓形成则难治，易死亡。

喘息急促，面浮肿，喘息时肩部随之而动，脉浮大，疾病难治。如果再加上腹泻，则更难治。

喘息急促，喘并烦躁的，属肺胀病，如果肌表有浮肿趋势，用发汗治疗可以缓解。

肺痿症状主要是吐涎沫，无咳嗽，患者不口渴，必定有遗尿，小便频数，之所以如此，是因为上虚不能制下的缘故。这是因为肺中寒冷，必出现眩晕，流涎、唾液比较多，可用甘草干姜汤温化。如果服药后出现口渴，属于消渴的征象。

甘草干姜汤方：甘草60g（炙），炮姜30g。

将以上两味药捣碎，加水600mL，煮取300mL，去滓，分两次温服。

【配伍分析】

肺中冷的病机是气虚寒饮，予炙甘草补气，干姜温化寒饮，配伍思维与治疗的方法对应。

【原文】

上气，喘而躁者，属肺胀，欲作风水，发汗则愈。

咳而上气，喉中水鸡声，射干麻黄汤主之。

射干麻黄汤方：射干十三枚（一云三两），麻黄四两，生姜四两，细辛三两，紫菀三两，款冬花三两，五味子半升，大枣七枚，半夏大者八枚（洗，一法半升）。

上九味，以水一斗二升，先煮麻黄两沸，去上沫，内诸药，煮取三升，分温三服。

【译文】

呼吸急促，气喘而烦躁者，是肺胀，若要进一步发展成风水，用发汗法可以缓解。

咳嗽而呼吸急促，喉中发声如水鸡叫（哮鸣音），用射干麻黄汤治疗。

射干麻黄汤方：射干13枚（一说45g），麻黄60g，生姜60g，细辛45g，紫菀45g，款冬花45g，五味子120g，大枣7枚，半夏大的8枚（水洗，另一方法用100mL，即45g）。

以上九味药，加水1400mL，先将麻黄煮两次水开，去掉上面漂浮的泡沫，再加入其他药，煮取600mL，分三次温服。

【配伍分析】

咳而上气为气逆，喉中水鸡声为有寒饮，治疗应散寒、化饮、降逆止咳。予射干降逆，利尿；细辛、麻黄、生姜解表散寒，温肺化饮；紫菀、款冬花、半夏温肺祛痰湿；大枣、五味子扶正。全方配伍恰中所需治则。

【原文】

咳逆上气，时时吐浊，但坐不得眠，皂荚丸主之。

皂荚丸方：皂荚八两（刮去皮，用酥炙）。

上一味，末之，蜜丸梧子大，以枣膏和汤取三丸，日三夜一服。

【译文】

咳嗽、喘逆、气急，时时吐黏液浊痰，喜欢坐，不得安眠，用皂荚丸治疗。

皂荚丸方：皂荚120g（刮去皮，用酥炙）。

上一味药研末，用蜜制成丸如梧子大，用枣膏和汤带服，每次服三丸，白天三次，夜间一次。

【配伍分析】

吐浊为内有痰浊，机体欲祛邪以自快。皂荚开窍祛痰，用之顺势祛痰，蜂蜜、枣膏减毒护胃。

【原文】

咳而脉浮者，厚朴麻黄汤主之。

厚朴麻黄汤方：厚朴五两，麻黄四两，石膏如鸡子大，杏仁半升，半夏半升，干姜二两，细辛二两，小麦一升，五味子半升。

上九味，以水一斗二升，先煮小麦熟，去滓，内诸药，煮取三升，温服一升，日三服。

【译文】

咳嗽而脉浮者，厚朴麻黄汤治疗。

厚朴麻黄汤方：厚朴 75g，麻黄 60g，石膏如鸡蛋大，杏仁 100mL（50g），半夏 100mL（100g），干姜 30g，细辛 30g，小麦 200mL（200g），五味子 100mL（80g）。

以上九味药，加水 1400mL，先加入小麦煮熟，去滓，再加入其他诸药，煮取 600mL，每次温服 200mL，一日服用三次。

【配伍分析】

咳嗽表明肺有邪气，脉浮表明表有邪气。厚朴、麻黄解表祛邪，宣肺祛邪；石膏、杏仁、半夏、干姜、细辛寒热并投，宣肺止咳平喘；小麦、五味子益气补肺，使祛邪不伤正。

【原文】

咳而脉沉者，泽漆汤主之。

泽漆汤方：半夏半升，紫参五两（一作紫菀），泽漆三斤（以东流水五斗，煮取一斗五升），生姜五两，白前五两，甘草、黄芩、人参、桂枝各三两。

上九味，㕮咀，内泽漆汁中，煮取五升，温服五合，至夜尽。

【译文】

咳嗽而脉沉者，用泽漆汤治疗。

泽漆汤方：半夏 100mL（100g），紫参（一作紫菀）75g，泽漆 750g，生姜 75g，白前 75g，甘草、黄芩、人参、桂枝各45g。

以上九味药，捣碎，放入泽漆汁中，煮取3000mL，再煮取1000mL，每次温服100mL，至夜晚服完。

【配伍分析】

此为痰饮内结。泽漆性寒，利水祛邪；白前、半夏、紫参、黄芩寒热并用，热多寒少，祛有形痰饮；甘草、人参补气；生姜、桂枝温阳解表散寒。

【原文】

大逆上气，咽喉不利，止逆下气者，麦门冬汤主之。

麦门冬汤方：麦门冬七升，半夏一升，人参三两，甘草二两，粳米三合，大枣十二枚。

上六味，以水一斗二升，煮取六升，温服一升，日三夜一服。

【译文】

剧烈咳嗽、喘息，咽喉不舒服，咳嗽停止时则呼吸低微，用麦门冬汤治疗。

麦门冬汤方：麦冬1400mL（700g），半夏200mL（200g），人参45g，甘草30g，粳米60mL（60g），大枣12枚。

以上六味药，加水1400mL，煮取1200mL，温服1000mL，白天服三次，晚上服一次。

【配伍分析】

大逆是严重喘息，咽喉不利说明肺部气机不畅，胃降功能失常。此为肺胃气阴两虚，治疗应重补气阴，稍佐降逆之品。麦冬、人参、甘草、粳米、大枣气阴双补，半夏降逆。配伍思维正是治疗思维。

【原文】

肺痈，喘不得卧，葶苈大枣泻肺汤主之。

葶苈大枣泻肺汤方：葶苈（熬令黄色，捣丸如弹子大），大枣十二枚。

上先以水三升，煮枣取二升，去枣，内葶苈，煮取一升，顿服。

【译文】

肺痈，出现气喘不得卧的症状，用葶苈大枣泻肺汤治疗。

葶苈大枣泻肺汤方：葶苈子（煎熬至黄色，捣碎搓成鹌鹑蛋大小药丸），大枣12枚。

加水600mL，煮枣取400mL，去枣肉，加入葶苈子，煮取200mL，顿服。

【配伍分析】

久病以虚为主，予大枣补气，葶苈子功在攻坚逐邪，通利水道，此用葶苈子泻肺中水实，使邪从下而去。

【原文】

咳而胸满，振寒脉数，咽干不渴，时出浊唾腥臭，久久吐脓如米粥者，为肺痈，桔梗汤主之。

桔梗汤方：桔梗一两，甘草二两。

上二味，以水三升，煮取一升，分温再服，则吐脓血也。

【译文】

咳嗽而胸部胀满，寒战脉数，咽干不欲饮水，时时咳吐浊唾腥臭，长久吐脓如米粥者，是肺痈，用桔梗汤治疗。

桔梗汤方：桔梗15g，甘草30g。

以上两味药，加水 600mL，煮取 200mL，分两次温服，会吐出脓血。

【配伍分析】

脓成以后可以转为虚候，故不用葶苈大枣泻肺汤，但仍应从上促排脓。用桔梗汤排脓，以甘草补肺气，桔梗上提肺气使脓从上而去。

【原文】

咳而上气，此为肺胀，其人喘，目如脱状，脉浮大者，越婢加半夏汤主之。

越婢加半夏汤方：麻黄六两，石膏半斤，生姜三两，大枣十五枚，甘草二两，半夏半升。

上六味，以水六升，先煮麻黄，去上沫，内诸药，煮取三升，分温三服。

【译文】

咳嗽而呼吸急促，是肺胀，如果患者喘促不止，眼睛凸出，脉浮大，用越婢加半夏汤治疗。

越婢加半夏汤方：麻黄 90g，石膏 120g，生姜 45g，大枣 15 枚，甘草 30g，半夏 100mL（100g）。

以上六味药，加水 1200mL，先煮麻黄，去上沫，内诸药，煮取 600mL，分三次温服。

【配伍分析】

目如脱状说明病重，脉浮大说明病在表且虚。麻黄、生姜解表散寒，半夏化痰散结，石膏清郁热，大枣、甘草补气。治疗和配伍思维是宣肺平喘，从表祛邪。

【原文】

肺胀，咳而上气，烦躁而喘，脉浮者，心下有水，小青龙加石膏汤主之。

小青龙加石膏汤方：麻黄、芍药、桂枝、细辛、甘草、干姜各三两，五味子、半夏各半升，石膏二两。

上九味，以水一斗，先煮麻黄，去上沫，内诸药，煮取三升。强人服一升，羸者减之，日三服，小儿服四合。

【译文】

肺胀，咳嗽气促，烦躁而喘，脉浮，是因为心下有水饮，用小青龙加石膏汤治疗。

小青龙加石膏汤方：麻黄、芍药、桂枝、细辛、甘草、干姜各45g，五味子、半夏各100mL（100g），石膏30g。

上九味药，加水2000mL，先煮麻黄，去上沫，内诸药，煮取600mL。身体强壮的人服用200mL，体质羸弱的人酌情减量，每日服用三次，小儿服用80mL。

【配伍分析】

石膏降气平喘，清热除烦，对症治疗；麻黄、桂枝、细辛解表，从表祛邪；芍药、甘草、五味子补气阴；心下有水饮，予半夏、麻黄、桂枝、细辛、芍药化饮，从下从表祛邪。

【原文】

《外台》炙甘草汤，治肺痿涎唾多，心中温温液液者。方见虚劳。

《千金》甘草汤：甘草。

上一味，以水三升，煮减半，分温三服。

【配伍分析】

该方补气祛痰。

【原文】

《千金》生姜甘草汤，治肺痿，咳唾涎沫不止，咽燥而渴。

生姜五两，人参三两，甘草四两，大枣十五枚。

上四味，以水七升，煮取三升，分温三服。

【配伍分析】

人参、甘草、大枣、生姜合用，补脾肺，温肺化饮。

【原文】

《千金》桂枝去芍药加皂荚汤，治肺痿吐涎沫。

桂枝三两，生姜三两，甘草二两，大枣十枚，皂荚二枚（去皮子，炙焦）。

上五味，以水七升，微微火煮取三升，分温三服。

【配伍分析】

甘草、大枣益气补肺；桂枝、生姜温阳化饮；皂荚祛痰。

【原文】

《外台》桔梗白散，治咳而胸满，振寒，脉数，咽干不渴，时出浊唾腥臭，久久吐脓如米粥者，为肺痈。

桔梗、贝母各三分，巴豆一分（去皮熬，研如脂）。

上三味，为散，强人饮服半钱匕，羸者减之。病在膈上者吐脓血，膈下者泻出；若下多不止，饮冷水一杯则定。

【配伍分析】

贝母止咳；桔梗从上祛邪，巴豆从下祛邪。

【原文】

《千金》苇茎汤，治咳有微热，烦满，胸中甲错，是为肺痈。

苇茎二升，薏苡仁半升，桃仁五十枚，瓜瓣半升。

上四味，以水一斗，先煮苇茎得五升，去滓，内诸药，煮取二升，服一升，再服，当吐如脓。

【配伍分析】

苇茎、薏苡仁、冬瓜子（即瓜瓣）从上祛邪；桃仁活血破积助祛邪。

【原文】

肺痈胸满胀，一身面目浮肿，鼻塞清涕出，不闻香臭酸辛，咳逆上气，喘鸣迫塞，葶苈大枣泻肺汤主之。（方见上，三日一剂，可至三四剂，此先服小青龙汤一剂，乃进。小青龙汤方见咳嗽门中。）

本篇治疗、配伍思维总结

肺痿、肺痈、咳嗽、上气病的病位在肺，适宜的祛邪路径是从上、从表。

奔豚气病脉证治第八

【原文】

师曰：病有奔豚，有吐脓，有惊怖，有火邪，此四部病，皆从惊发得之。师曰：奔豚病，从少腹起，上冲咽喉，发作欲死，复还止，皆从惊恐得之。

奔豚气上冲胸，腹痛，往来寒热，奔豚汤主之。

奔豚汤方：甘草、芎劳、当归各二两，半夏四两，黄芩二两，生葛五两，芍药二两，生姜四两，甘李根白皮一升。

上九味，以水二斗，煮取五升，温服一升，日三夜一服。

【译文】

老师说：奔豚、吐脓、惊怖、火邪旺盛的四种病症都是由惊恐诱发的。老师说：奔豚病的症状是气从少腹涌起，上冲咽喉，发作时烦闷欲死，随后又可平复如常，都是由惊恐等情志刺激而来。

奔豚气病发作时，气从少腹上逆冲胸，腹痛，往来寒热，用奔豚汤治疗。

奔豚汤方：甘草、川芎、当归各 30g，半夏 60g，黄芩 30g，生葛根 75g，芍药 30g，生姜 60g，甘李根白皮 200mL（未见实物，不知具体克数）。

以上九味药，加水 4000mL，煮取 1000mL，每次温服

200mL，日三服，夜一服。

【配伍分析】

本证主要病机是气机逆乱，予川芎、当归行气活血止痛；腹痛亦表明内有邪，予生姜、半夏、黄芩寒热并投祛邪；甘草、葛根、芍药补气血和中；甘李根白皮对症祛邪，目前可用桑白皮替代。

【原文】

发汗后，烧针令其汗，针处被寒，核起而赤者，必发奔豚，气从小腹上至心，灸其核上各一壮，与桂枝加桂汤主之。

桂枝加桂汤方：桂枝五两，芍药三两，甘草二两（炙），生姜三两，大枣十二枚。

上五味，以水七升，微火煮取三升，去滓，温服一升。

【译文】

发汗后，再用烧针法治疗使其发汗，如果针处受寒，引起针刺周围出现果核状的红色突起，必发奔豚病，气从小腹上冲至心，可在患者肿起的核块上各灸一壮，并用桂枝加桂汤治疗。

桂枝加桂汤方：桂枝75g，芍药45g，甘草30g（炙），生姜45g，大枣12枚。

以上五味药用水1400mL，微火煮取600mL，去滓，温服200mL。

【配伍分析】

本证病机是气机逆乱，治则应该是调畅气机。重用桂枝加生姜温阳通脉行气；芍药、甘草、大枣补气血，使桂枝、生姜的运化有所承载。全方配伍达到调畅气机的治疗目的。

【原文】

发汗后，脐下悸者，欲作奔豚，茯苓桂枝甘草大枣汤主之。

茯苓桂枝甘草大枣汤方：茯苓半斤，甘草二两（炙），大枣十五枚，桂枝四两。

上四味，以甘澜水一斗，先煮茯苓，减二升，内诸药，煮取三升，去滓，温服一升，日三服。（甘澜水法：取水二斗，置大盆内，以勺扬之，水上有珠子五六千颗相逐，取用之。）

【译文】

发汗后，脐下悸动，是奔豚病要发作的征兆，用茯苓桂枝甘草大枣汤防治。

茯苓桂枝甘草大枣汤方：茯苓 120g，甘草 30g（炙），大枣 15 枚，桂枝 60g。

以上四味药，加入甘澜水 2000mL，先煮茯苓，至水减少 400mL，再加入其他三味药，煮取 600mL，去滓，温服 200mL，一日服三次。（甘澜水制备法：取水 4000mL，放在大盆内，用勺子不停扬起，直到水面上有珠子五六千颗那么多在相互追逐的时候，就可以取用了。）

【配伍分析】

发汗后气阳两虚，下焦有水饮，予茯苓利水饮，桂枝温阳化饮，甘草、大枣扶正。

本篇治疗、配伍思维总结

不管症状多么五花八门，奔豚、气病的病机均是气机逆乱，基本治则是调畅气机，配伍原则对应治则。

胸痹心痛短气病脉证治第九

【原文】

师曰：夫脉当取太过不及，阳微阴弦，即胸痹而痛，所以然者，责其极虚也。今阳虚知在上焦，所以胸痹、心痛者，以其阴弦故也。

平人无寒热，短气不足以息者，实也。

胸痹之病，喘息咳唾，胸背痛，短气，寸口脉沉而迟，关上小紧数，栝楼薤白白酒汤主之。

栝楼薤白白酒汤方：栝楼实一枚（捣），薤白半斤，白酒七升。

上三味，同煮，取二升，分温再服。

【译文】

老师说：诊脉当判断太过和不及，浮取脉微，沉取脉弦，就是胸痹病，有疼痛症状，病因是阳气极度亏虚。现在知道阳虚主要在上焦，之所以出现胸痹、心痛，是因为心脉凝滞不通的"阴弦"。

一般人无恶寒发热症状，但有短气不足、气喘吁吁的症状，是实证。

胸痹病，喘息咳痰，胸背痛，短气，寸口脉沉而迟，关上微微紧数，用栝楼薤白白酒汤治疗。

栝楼薤白白酒汤方：瓜蒌实（即栝楼实）1枚（捣碎），薤白120g，白酒（类似现在的黄酒）1400mL。

三味药同煮，煮取400mL，分两次温服。

【配伍分析】

此为寒痰痹阻，予瓜蒌宽胸行气化痰，薤白通阳散结化痰，白酒温通。

【原文】

胸痹不得卧，心痛彻背者，栝楼薤白半夏汤主之。

栝楼薤白半夏汤方：栝楼实一枚，薤白三两，半夏半升，白酒一斗。

上四味，同煮，取四升，温服一升，日三服。

【译文】

胸痹病不得卧，心痛牵及后背，用栝楼薤白半夏汤治疗。

栝楼薤白半夏汤方：栝楼实1枚，薤白45g，半夏120g，白酒2000mL。

四味药同煮，煮取800mL，每次温服200mL，每日三服。

【配伍分析】

心痛彻背为寒痰更甚，加化痰作用更强之半夏，薤白祛痰并通肠。

【原文】

胸痹心中痞，留气结在胸，胸满，胁下逆抢心，枳实薤白桂枝汤主之，人参汤亦主之。

枳实薤白桂枝汤方：枳实四枚，厚朴四两，薤白半斤，桂枝一两，栝楼实一枚（捣）。

上五味，以水五升，先煮枳实、厚朴，取二升，去滓，内诸药，煮数沸，分温三服。

人参汤方：人参、甘草、干姜、白术各三两。

上四味，以水八升，煮取三升，温服一升，日三服。

【译文】

胸痹心中痞闷，滞留的邪气结在胸中，故胸满，胁下气逆冲心，用枳实薤白桂枝汤治疗，人参汤也可以治疗。

枳实薤白桂枝汤方：枳实4枚，厚朴60g，薤白120g，桂枝15g，瓜蒌实1枚（捣碎）。

上五味药，加水1000mL，先煮枳实、厚朴，煮取药液400mL，去滓，加入其他药物，煮沸几次，分三次温服。

人参汤方：人参、甘草、干姜、白术各45g。

上四味药，加水1600mL，煮取600mL，每次温服200mL，一日服三次。

【配伍分析】

此为邪实为主，"胁下逆抢心"说明有水饮，故予枳实、厚朴行气化痰；薤白、桂枝通温化痰；瓜蒌实祛痰。以气虚为主者，用人参汤方。

【原文】

胸痹，胸中气塞，短气，茯苓杏仁甘草汤主之，橘枳姜汤亦主之。

茯苓杏仁甘草汤方：茯苓三两，杏仁五十个，甘草一两。

上三味，以水一斗，煮取五升，温服一升，日三服。（不差，更服。）

橘枳姜汤方：橘皮一斤，枳实三两，生姜半斤。

上三味，以水五升，煮取二升，分温再服。

【译文】

胸痹病，胸闷气塞，气短，用茯苓杏仁甘草汤治疗，橘枳姜汤也可以治疗。

茯苓杏仁甘草汤方：茯苓 45g，杏仁 50 个（20g），甘草 15g。

上三味药加水 2000mL，煮取 1000mL，每次温服 200mL，一日服三次，未愈第二天再服。

橘枳姜汤方：橘皮 240g，枳实 45g，生姜 120g。

上三味药加水 1000mL，煮取 400mL，分两次温服。

【配伍分析】

以气虚伴痰饮为主者，用茯苓杏仁甘草汤方，重用茯苓利水湿，甘草、杏仁补肺气，合用则补气、利水湿平喘。以气实为主者，用橘枳姜汤方。

【原文】

胸痹缓急者，薏苡附子散主之。

薏苡附子散方：薏苡仁十五两，大附子十枚（炮）。

上二味，杵为散，服方寸匕，日三服。

【译文】

胸痹疼痛缓急不调、病势急迫者，用薏苡附子散治疗。

薏苡附子散方：薏苡仁 225g，大附子 10 枚（炮制）。

将两种药捣碎成散，每次服 3g，一日服三次。

【配伍分析】

本证病机是湿邪内侵，薏苡仁清热利湿，附子温阳去湿。

湿要缓去，故以散剂。

【原文】

心中痞，诸逆，心悬痛，桂枝生姜枳实汤主之。

桂枝生姜枳实汤方：桂枝三两，生姜三两，枳实五枚。

上三味，以水六升，煮取三升，分温三服。

【译文】

心中痞闷，各种气逆不舒，心胸憋闷窒痛，用桂枝生姜枳实汤治疗。

桂枝生姜枳实汤方：桂枝45g，生姜45g，枳实5枚。

上三味药加水1200mL，煮取600mL，分三次温服。

【配伍分析】

本证病机是气阳不通兼湿滞，治疗宜通气阳，祛湿。桂枝温阳通脉，枳实行气消痞、祛湿，生姜散寒湿、止痛。三药合用达到治疗目的。此方既是辨证治疗又是对症治疗。

【原文】

心痛彻背，背痛彻心，乌头赤石脂丸主之。

赤石脂丸方：蜀椒一两（一法二分），乌头一分（炮），附子半两（炮，一法一分），干姜一两（一法一分），赤石脂一两（一法二分）。

上五味，末之，蜜丸如梧子大，先食服一丸，日三服。不知，稍加服。

【译文】

心痛牵涉背部，背痛又牵涉心的，用乌头赤石脂丸治疗。

乌头赤石脂丸方：蜀椒15g（一法8g），乌头4g（炮制），

附子 7.5g（一法 4g）（炮制），干姜 15g（一法 4g），赤石脂 15g（一法 8g）

五味药研末混匀，用蜜制成丸如梧子大，先每次服用一丸，每日服用三次。如果服用后不缓解，稍加量服。

【配伍分析】

本证病机是寒湿凝结，治疗宜通阳散寒止痛。乌头、附子散寒止痛，赤石脂入心经止痛，蜀椒温阳止痛。此方既是辨证治疗又是对症治疗。

本篇治疗、配伍思维总结

胸痹心痛短气病的病位在心，多是由于寒凝、痰浊、气滞闭阻心脉，同时兼有正虚；治疗基本原则针对不同邪气选择相应方法祛邪，并根据具体情况补虚扶正，最终正旺邪去。

腹满寒疝宿食病脉证治第十

【原文】

跌阳脉微弦，法当腹满；不满者，必便难，两胠疼痛，此虚寒从下上也，以温药服之。

寸口脉弦者，即胁下拘急而痛，其人啬啬恶寒也。

腹满时减，复如故，此为寒，当与温药。

病者腹满，按之不痛为虚，痛者为实，可下之。舌黄未下者，下之黄自去。

夫中寒家，喜欠，其人清涕出，发热色和者，善嚏。

中寒，其人下利，以里虚也，欲嚏不能，此人肚中寒（一云痛）。

痛而闭者，厚朴三物汤主之。

厚朴三物汤方：厚朴八两，大黄四两，枳实五枚。

上三味，以水一斗二升，先煮二味，取五升，内大黄，煮取三升，温服一升，以利为度。

【译文】

跌阳脉呈现微弦之象，就会有腹部胀满的症状；没有腹部胀满者，必定有大便难解、两胁疼痛症状。这是由于虚寒从下犯上，应当用温药治疗。

寸口脉弦者，应该有胁下拘急疼痛症状，还有怕冷、瑟缩颤抖的症状。

腹部胀满时不时减轻，减轻后又反复加重，这是寒邪导致的，应当用温药治疗。

患者腹部胀满，按之不痛为虚证，痛者为实证，可用泻下法治疗。舌苔黄的，用泻下法治疗后黄色就会褪去。

中寒患者喜欢打哈欠，若流清水鼻涕，发热但面色正常者，喜欢打喷嚏。

中了寒，大便泄泻，是因为里虚；欲打喷嚏却打不出，是因为腹中有寒邪（一说是痛）。

腹部疼痛而大便不通者，用厚朴三物汤治疗。

厚朴三物汤方：厚朴120g，大黄60g，枳实5枚。

上三味药，加水2400mL，先煮厚朴与枳实，煮至1000mL时，加入大黄，煮取600mL，温服200mL，以大便通为度。

【配伍分析】

此证因里实积滞，大便不通则痛，治疗宜行气通便。全方三味药直接达到行气通便的作用。

【原文】

腹满不减，减不足言，当须下之，宜大承气汤。

大承气汤方：大黄四两（酒洗），厚朴半斤（去皮，炙），枳实五枚（炙），芒硝三合。

上四味，以水一斗，先煮二物，取五升，去滓，内大黄，煮取二升，内芒硝，更上火微一二沸，分温再服，得下，余勿服。

【译文】

腹部胀满不减轻，即使减轻了也微不足道，当用泻下法治疗，适宜用大承气汤。

大承气汤方：大黄60g（酒洗），厚朴120g（去皮，炙），枳实5枚（炙），芒硝60mL（38g）。

以上四味药，加水2000mL，先煮厚朴与枳实，煮取1000mL，去滓，加入大黄，煮取400mL，加入芒硝，加大火煮沸两次则可，分两次温服，只要大便通了，剩下的就不要服了。

【配伍分析】

腑实严重，当攻下。四药合用性猛力宏，专攻泻下。

【原文】

病腹满，发热十日，脉浮而数，饮食如故，厚朴七物汤主之。

厚朴七物汤方：厚朴半斤，甘草三两，大黄三两，大枣十枚，枳实五枚，桂枝二两，生姜五两。

上七味，以水一斗，煮取四升，温服八合，日三服。呕者加半夏五合，下利去大黄，寒多者加生姜至半斤。

【译文】

患者腹部胀满，发热十日，脉浮而数，饮食如常，用厚朴七物汤治疗。

厚朴七物汤方：厚朴120g，甘草45g，大黄45g，大枣10枚，枳实5枚，桂枝30g，生姜75g。

上七味药，加水2000mL，煮取800mL，每次温服160mL，一日三服。呕吐者加半夏100mL，腹泻者去大黄，寒多者加生姜至120g。

【配伍分析】

腹满、发热、脉浮而数表明有里实和表证，治疗宜泻下、解表并行。厚朴、桂枝、生姜解表，大黄、厚朴、枳实泻下，甘草、大枣益气和中。全方配伍可以达到治疗目的。

【原文】

按之心下满痛者，此为实也，当下之，宜大柴胡汤。

大柴胡汤方：柴胡半斤，黄芩三两，芍药三两，半夏半升（洗），枳实四枚（炙），大黄二两，大枣十二枚，生姜五两。

上八味，以水一斗二升，煮取六升，去滓，再煎，温服一升，日三服。

【译文】

用手按压患者心下胃脘处，感到胀满痛者，是实证，当用泻下法，宜大柴胡汤。

大柴胡汤方：柴胡 120g，黄芩 45g，芍药 45g，半夏 100mL（100g）（洗），枳实 4 枚（炙），大黄 30g，大枣 12 枚，生姜 75g。

以上八味药，加水 2400mL，煮取 1200mL，去滓，再煎，温服 200mL，一日三服。

【配伍分析】

按之心下满痛，此为痞，既有有形实邪，又有无形之气，邪在胃肠，当顺势从下祛有形之邪，从表祛无形之邪。半夏、大黄、枳实、柴胡消痞泻下，从下祛邪；黄芩清热，生姜、柴胡解表透邪，推陈出新，合用清湿热，解表；《神农本草经》中柴胡治心腹肠胃中结气、饮食积聚、实热邪气，推陈出新；大枣益气，芍药柔肝止痛，与生姜合用柔肝养胃止痛。

【原文】

夫瘦人绕脐痛，必有风冷，谷气不行，而反下之，其气必冲，不冲者，心下则痞也。

病者萎黄，躁而不渴，胸中寒实而利不止者，死。

【译文】

瘦人肚脐周围疼痛，一定是感受了风寒，会出现饮食不消化，大便、矢气不通，若用攻下法，必定出现气逆上冲症状，不出现气逆上冲症状的则会出现心下痞满症状。

患者肤色萎黄，烦躁而不渴，胸中感觉实实在在的寒冷且泻下不止，是死证。

【注解】

萎黄为正虚，躁而不渴为瘀血内盛，胸中寒实是寒积于内，正虚严重，邪气旺盛，所以是死证。

【原文】

腹痛，脉弦而紧，弦则卫气不行，即恶寒，紧则不欲食，邪正相搏，即为寒疝。

其脉数而紧乃弦，状如弓弦，按之不移。脉数弦者，当下其寒；脉紧大而迟者，必心下坚；脉大而紧者，阳中有阴，可下之。

胁下偏痛，发热，其脉紧弦，此寒也，以温药下之，宜大黄附子汤。

大黄附子汤方：大黄三两，附子三枚（炮），细辛二两。

上三味，以水五升，煮取二升，分温三服，若强人煮取二升半，分温三服，服后如人行四五里，进一服。

【译文】

腹痛，常出现脉弦而紧，弦则卫气不能运行于外，就出现恶寒，紧则不欲进食，邪正相搏，即成寒疝。

寒疝脉数而紧乃成弦脉，状如弓弦，按之不移。脉数弦的患者，应当用温下法祛其寒邪；脉紧大而迟的患者，必定心下坚满；脉大而紧的患者，腑中有寒邪，可用下法治疗。

胁下偏于一侧疼痛，发热，其脉紧弦，是寒邪导致的，当用温药攻下，宜用大黄附子汤。

大黄附子汤方：大黄 45g，附子 3 枚（炮），细辛 30g。

上三味药加水 1000mL，煮取 400mL，分三次温服；如果患者身体比较强壮就煮取 500mL，分三次温服，服后如人能行四五里，进一服。

【配伍分析】

本证是寒邪在胁下，从下而去是因势利导，当用温药攻下，附子、细辛散寒温，大黄斩关夺隘攻邪下行，合则温下。

【原文】

腹中寒气，雷鸣切痛，胸胁逆满，呕吐，附子粳米汤主之。

附子粳米汤方：附子一枚（炮），半夏半升，甘草一两，大枣十枚，粳米半升。

上五味，以水八升，煮米熟汤成，去滓，温服一升，日三服。

【译文】

腹中有寒气，肠鸣音响亮，腹部疼痛如刀切，胸胁胀满不通，逆气上攻，呕吐，用附子粳米汤治疗。

附子粳米汤方：制附子 1 枚（炮），半夏 100mL（100g），甘草 15g，大枣 10 枚，粳米 100mL（100g）。

上五味药，加水 1600mL 煎煮，煮到米熟，药就煎好了，去滓，每次温服 200mL，一日服三次。

【配伍分析】

腹中寒气，气逆于上，予附子温阳散寒，半夏降逆、祛水气，甘草、大枣、粳米养胃气，兼缓附子、半夏之毒。全方扶正祛邪，使邪从下而去。

【原文】

心胸中大寒痛，呕不能饮食，腹中寒，上冲皮起，出见有头足，上下痛而不可触近，大建中汤主之。

大建中汤方：蜀椒二合（去汗），干姜四两，人参二两。

上三味，以水四升，煮取二升，去滓，内胶饴一升，微火煎取一升半，分温再服；如一炊顷，可饮粥二升，后更服，当一日食糜，温覆之。

【译文】

心胸部寒痛严重，呕吐不能饮食，腹中寒冷，向上冲至腹壁凸起，呈现有头足样的块状物，在腹中来回涌动，上下移动，疼痛而不可触近，用大建中汤治疗。

大建中汤方：蜀椒 40mL（20g）（去汗），干姜 60g，人参 30g。

上三味药加水 800mL，煮取 400mL，去滓，加胶饴 200mL，微火煎取 300mL，分两次温服。吃完第一次药一顿饭时间后，可喝粥一大碗后，再服用第二次。应当一天都吃粥，盖被保暖。

【配伍分析】

寒极盛于中，予蜀椒、干姜温阳散寒，人参补虚，共奏祛邪扶正之效。

【原文】

寒疝腹中痛，及胁痛里急者，当归生姜羊肉汤主之。

当归生姜羊肉汤方：当归三两，生姜五两，羊肉一斤。

上三味，以水八升，煮取三升，温服七合，日三服。若寒多者，加生姜成一斤；痛多而呕者，加橘皮二两，白术一两。加生姜者，亦加水五升，煮取三升二合，服之。

【译文】

受寒疝气加重，腹中痛，并伴胁痛、内部拘紧者，用当归生姜羊肉汤治疗。

当归生姜羊肉汤方：当归45g，生姜75g，羊肉250g。

以上三味药加水1600mL，煮取600mL，每次温服140mL，一日三服。若寒多者加生姜成250g；痛多而呕者，加橘皮30g，白术15g。加生姜者，亦加水1000mL，煮取640mL，如上法服用。

【配伍分析】

本病病机为气血亏虚，寒邪内侵，治当补气血，散寒邪。当归补血，羊肉补气血，生姜温中散寒，三药配伍可以达到治疗目的。

【原文】

寒疝绕脐痛，若发则白汗出，手足厥冷，其脉沉弦者，大乌头煎主之。

大乌头煎方：乌头大者五枚（熬，去皮，不㕮咀）。

上以水三升，煮取一升，去滓，内蜜二升，煎令水气尽，取二升，强人服七合，弱人服五合。不差，明日更服，不可日再服。

【译文】

寒疝，脐周痛，发作时则出冷汗，手足厥冷，脉沉弦，用大乌头煎治疗。

大乌头煎方：乌头大者五枚（熬，去皮，捣烂）。

加水600mL，煮取200mL，去滓，内蜜400mL，煎令水气尽，约400mL，强壮的人服140mL，瘦弱的人服100mL。未缓解，第二天再服，不可一日服两次。

【配伍分析】

阴阳格拒，急用附子回阳救逆。

【原文】

寒疝腹中痛，逆冷，手足不仁，若身疼痛，灸刺诸药不能治，抵当乌头桂枝汤主之。

乌头桂枝汤方：乌头1个。

上一味，以蜜二斤，煎减半，去滓，以桂枝汤五合解之，得一升后，初服二合，不知，即取三合；又不知，复加至五合。其知者，如醉状，得吐者，为中病。

桂枝汤方：桂枝三两（去皮），芍药三两，甘草二两（炙），生姜三两，大枣十二枚。

上五味，锉，以水七升，微火煮取三升，去滓。

【译文】

寒疝腹中痛，逆冷，手足麻木，如果还伴有身体疼痛，经艾灸、针灸及药物治疗无效，用抵当乌头桂枝汤治疗。

乌头桂枝汤方：乌头。

上一味，加蜜500g，煎减半，去滓，取100mL药液加桂枝汤100mL混合成200mL，初服40mL，如果无效，再服用

60mL；如果还无效，服用量再加至 100mL。有效的表现像喝醉的样子，出现呕吐症状，是治疗到位了。

桂枝汤方：桂枝 45g（去皮），芍药 45g，甘草 30g（炙），生姜 45g，大枣 12 枚。

五味药切碎一点，加水 1400mL，微火煮取 600mL，去滓。

【配伍分析】

乌头、桂枝、生姜散寒，芍药、大枣补气血，温阳散寒，止痛。

【原文】

寒气厥逆，赤丸主之。

赤丸方：茯苓四两，乌头二两（炮），半夏四两（洗）（一方用桂），细辛一两（《千金》作人参）。

上四味，末之，内真朱为色，炼蜜丸如麻子大，先食酒饮下三丸，日再夜一服，不知，稍增之，以知为度。

【译文】

寒邪内侵引起晕厥、四肢逆冷，用赤丸治疗。

赤丸方：茯苓 60g，制乌头 30g，半夏 60g（洗）（一方用桂枝），细辛 15g（《千金》用人参）。

以上四味药，研成末，加朱砂粉上色，炼成蜜丸如麻子大小，先吃饭，再用酒服下三丸，白天两次，夜间一次，未效，稍增加用量，以获效为度。

【配伍分析】

寒邪水饮为病，治当散寒化饮。乌头、细辛温阳散寒，茯苓下行，半夏降逆，共奏散寒、化痰饮之效。

【原文】

宿食在上脘，当吐之，宜瓜蒂散。

瓜蒂散方：瓜蒂一分（熬黄），赤小豆一分（煮）。

上二味，杵为散，以香豉七合煮取汁，和散一钱匕，温服之。不吐者，少加之，以快吐为度而止。亡血及虚者不可与之。

【译文】

宿食在上脘，用吐法从上祛邪治疗，适宜用瓜蒂散。

瓜蒂散方：瓜蒂4g（熬黄），赤小豆4g（煮）。

先将两种药捣碎成散，再将140mL的香豉煮沸取汁，加一钱匙（1.5~1.8g）药散冲匀，温服。如果不吐者，稍加量继续服，直到吐尽宿食为止。失血及体虚的人不可用这种方法。

【配伍分析】

对症用药，从最便捷路径祛邪。

【原文】

问曰：人病有宿食，何以别之？师曰：寸口脉浮而大，按之反涩，尺中亦微而涩，故知有宿食，大承气汤主之。

脉数而滑者，实也，此有宿食，下之愈，宜大承气汤。

下利不欲食者，有宿食也，当下之，宜大承气汤。

脉紧如转索无常者，有宿食也。

脉紧，头痛，风寒，腹中有宿食不化也。

【译文】

学生曰：人是否有宿食，如何诊断区别？老师答道：寸口脉浮而大，按之反涩，尺部脉也呈现微中有涩，就是有宿食，用大承气汤治疗。

脉数而滑者，是实证，也是有宿食，泻下法可以治愈，宜用大承气汤。

腹泻不想吃饭的，是有宿食，应当用下法，宜用大承气汤。

脉紧如转动绳索那样忽紧忽松的，也是有宿食。

脉紧，头痛，怕风寒，是因为腹中有宿食未消化。

本篇治疗、配伍思维总结

腹满寒疝宿食是消化系统疾病，基本治疗思维是邪在上通过吐法祛邪，在下用泻下法祛邪，寒邪用温药，热邪用寒药。

五脏风寒积聚病脉证并治第十一

【原文】

肺中风者，口燥而喘，身运而重，冒而肿胀。

肝中风者，头目瞤，两胁痛，行常伛，令人嗜甘。

心中风者，翕翕发热，不能起，心中饥，食即呕吐。

脾中风者，翕翕发热，形如醉人，腹中烦重，皮目瞤瞤而短气。

肺中寒，吐浊涕。

肝中寒者，两臂不举，舌本燥，喜太息，胸中痛，不得转侧，食则吐而汗出也。

心中寒者，其人苦病心如啖蒜状，剧者心痛彻背，背痛彻心，譬如蛊注。其脉浮者，自吐乃愈。

肺死脏，浮之虚，按之弱如葱叶，下无根者，死。

肝死脏，浮之弱，按之如索不来，或曲如蛇行者，死。

心死脏，浮之实如麻豆，按之益躁疾者，死。

脾死脏，浮之大坚，按之如覆杯洁洁，状如摇者，死。

肾死脏，浮之坚，按之乱如转丸，益下入尺中者，死。

肝着，其人常欲蹈其胸上，先未苦时，但欲饮热，旋覆花汤主之。

【译文】

肺中风的症状是口中干燥而气喘，身体不由自主地晃动并感沉重，有感冒症状且出现肿胀。

肝中风的症状是头目抽动，两胁痛，行走时身体伛偻，喜欢吃甜食。

心中风的症状是微微发热，热感高不起来，感饥饿，但进食随即呕吐。

脾中风的症状是微微发热，样子好像喝醉了，腹中烦重，皮肤和眼皮跳动，气短。

肺中寒邪，就会咳吐黏痰。

肝中寒邪，两臂无力上举，舌根燥，喜叹气，胸中痛，不得转侧，吃了饭就呕吐而汗出。

心中寒邪，患者痛苦就有吃了太多大蒜那种辣心的感觉，严重者心痛彻背，背痛彻心，好像有蛊毒流窜。脉象浮的，可以自己吐出邪气而自愈。

肺死脏的脉象，浮取是虚脉，重按一点弱如葱叶，沉取无根，预示死亡。

肝死脏的脉象，浮取是弱脉，重按一点像绳索断绝而不能自还，或者行走路线如蛇行似的，预示死亡。

心死脏的脉象，浮取脉比较充实像豆，再重按脉象更躁疾，预示死亡。

脾死脏的脉象，浮取是大坚脉，再重按就像按在倒扣的杯子上，内部中空而摇晃不止，预示死亡。

肾的死脏脉，浮取脉坚硬，再重按就感觉脉象乱动如转动的弹丸，深按尺部这种感觉更明显，预示死亡。

肝着病，患者常喜欢胸部被踩按，病未成形之前，只喜欢喝热水，用旋覆花汤治疗。

【配伍分析】

此为寒湿郁结，内有瘀血，先未苦时说明尚未郁而化热，但欲饮热消寒湿，此为寒湿着于肝上——右胸胁，予旋覆花通络，葱通阳，新绛活血祛瘀。

【原文】

心伤者，其人劳倦，即头面赤而下重，心中痛而自烦，发热，当脐跳，其脉弦，此为心脏伤所致也。

邪哭使魂魄不安者，血气少也；血气少者属于心，心气虚者，其人则畏，合目欲眠，梦远行而精神离散，魂魄妄行。阴气衰者为癫，阳气衰者为狂。

跌阳脉浮而涩，浮则胃气强，涩则小便数，浮涩相搏，大便则坚，其脾为约，麻子仁丸主之。

麻子仁丸方：麻子仁二升，芍药半斤，枳实一斤，大黄一斤，厚朴一尺，杏仁一升。

上六味，末之，炼蜜和丸梧桐子大，饮服十丸，日三，以知为度。

【译文】

心伤患者，劳累后就会头面发红而下身沉重，心痛，心烦，发热，脐部跳动，脉弦，这是心脏受伤所致。

如鬼神附体般啼哭致使魂魄不安的，是血气少的缘故；血气少属于心病；心气虚，人容易感到畏惧，总想闭眼睡觉，梦中远行而精神涣散，是魂魄妄行。阴气虚衰的人容易发癫病，阳气虚衰的人容易发狂病。

跌阳脉浮而涩，浮表明胃气强，涩则出现小便数，浮涩相搏，大便则坚硬。这是因为脾脏功能受到制约，用麻子仁丸治疗。

麻子仁丸方：麻子仁400mL（200g），芍药120g，枳实240g，大黄240g，厚朴1尺，杏仁200mL（100g）。

将上六味研成粉末，炼蜜和丸如梧桐子大，每次温水送服服十丸，每日三次，慢慢加量，以大便畅通为度。

【配伍分析】

此为胃强脾弱，予芍药养阴，麻子仁、杏仁、枳实、大黄、厚朴通便，因势利导通便，邪从下去。

【原文】

肾着之病，其人身体重，腰中冷，如坐水中，形如水状，反不渴，小便自利，饮食如故，病属下焦，身劳汗出，衣（一作表）里冷湿，久久得之，腰以下冷痛，腹重如带五千钱，甘姜苓术汤主之。

甘草干姜茯苓白术汤方：甘草二两，白术二两，干姜四两，茯苓四两。

上四味，以水五升，煮取三升，分温三服，腰中即温。

【译文】

肾着病，患者身体沉重，腰中冷，如坐水中，身体水肿明显，反而不渴，小便自利，饮食如故，病属下焦，是因为劳动后出汗，衣里冷湿，长期如此而患此病，腰以下冷痛，腹重如带五千钱，用甘姜苓术汤治疗。

甘草干姜茯苓白术汤方：甘草30g，白术30g，干姜60g，茯苓60g。

四味药加水 1000mL，煮取 600mL，分三次温服，腰中即温。

【配伍分析】

寒湿侵袭下部，予干姜温中祛寒湿，白术、甘草益气，茯苓利水祛湿从下祛邪。

【原文】

问曰：三焦竭部，上焦竭善噫，何谓也？师曰：上焦受中焦气未和，不能消谷，故能噫耳；下焦竭，即遗溺失便，其气不和，不能自禁制，不须治，久则愈。

师曰：热在上焦者，因咳为肺痿；热在中焦者，则为坚；热在下焦者，则尿血，亦令淋秘不通。大肠有寒者，多鹜溏；有热者，便肠垢。小肠有寒者，其人下重便血；有热者，必痔。

问曰：病有积、有聚、有䅽气，何谓也？师曰：积者，脏病也，终不移；聚者，腑病也，发作有时，展转痛移，为可治；䅽气者，胁下痛，按之则愈，复发为䅽气。诸积大法：脉来细而附骨者，乃积也。寸口积在胸中；微出寸口，积在喉中；关上积在脐旁；上关上，积在心下；微下关，积在少腹。尺中，积在气冲；脉出左，积在左；脉在右，积在右；脉两出，积在中央；各以其部处之。

【译文】

学生问曰：三焦不通会影响输布功能，上焦不通喜欢嗳气，是什么原因？老师答：上焦接受中焦输布的水谷之气，中焦受寒，气机不和，导致中焦不能正常消化水谷，就会出现噫气；下焦不通畅，就会出现小便、大便失禁，是因为下焦气机不和，不能自行控制大小便排泄，不须治疗，时间长了就会自愈。

老师答：热在上焦，会久咳成肺痿；热在中焦，大便会坚硬；热在下焦，会尿血，亦可引起小便不通。小肠有寒，多出现溏泄；有热的，会排出肠垢。大肠有寒，患者感觉里急后重并便血；有热的，必成痔疮。

学生问：病有积、有聚、有䅽气，分别是什么？老师答：积是脏病，位置固定不移；聚是腑病，发作有时，疼痛部位会移动，可以治愈；䅽气是胁下疼痛，按之则会缓解，随后又会复发。诊断积在哪个部位的方法：脉象细而沉附于骨上的，就是积病。寸口是这种脉象的是积在胸中；稍微超出寸口是这种脉象的是积在喉中；在关上的积在脐旁；在关上上面一点的，积在心下；稍微在关上下面一点的，积在少腹。尺中的，积在气冲；左侧是这种脉，积在左；脉出右侧的，积在右；两边都是这种脉，积在中央。应分别根据脉象的不同部位诊断。

本篇治疗、配伍思维总结

无论是风寒，还是积聚，适宜从哪里祛邪，就选择从哪里祛邪。

痰饮咳嗽病脉证并治第十二

【原文】

夫病人饮水多，必暴喘满。凡食少饮多，水停心下，甚者则悸，微者短气。脉双弦者寒也，皆大下后喜虚，脉偏弦者，饮也。

问曰：夫饮有四，何谓也？师曰：有痰饮，有悬饮，有溢饮，有支饮。

问曰：四饮何以为异？师曰：其人素盛今瘦，水走肠间，沥沥有声，谓之痰饮；饮后水流在胁下，咳唾引痛，谓之悬饮；饮水流行，归于四肢，当汗出而不汗出，身体疼重，谓之溢饮；咳逆倚息，短气不得卧，其形如肿，谓之支饮。

水在心，心下坚筑，短气，恶水不欲饮。

水在肺，吐涎沫，欲饮水。

水在脾，少气身重。

水在肝，胁下支满，嚏而痛。

水在肾，心下悸。

夫心下有留饮，其人背寒冷如手大。

留饮者，胁下痛引缺盆，咳嗽则辄已（一作转甚）。

胸中有留饮，其人短气而渴，四肢历节痛，脉沉者，有留饮。

膈上病痰，满喘咳吐，发则寒热，背痛腰疼，目泣自出，其人振振身瞤剧，必有伏饮。

肺饮不弦，但苦喘短气。

支饮亦喘而不能卧，加短气，其脉平也。

脉浮而细滑，伤饮。

病痰饮者，当以温药和之。

心下有痰饮，胸胁支满，目眩，苓桂术甘汤主之。

苓桂术甘汤方：茯苓四两，桂枝三两，白术三两，甘草二两。

上四味，以水六升，煮取三升，分温三服，小便则利。

【译文】

如果患者突然饮水太多，必暴发喘息胀满。只要吃得少喝得多，就会导致水停心下，严重的出现心悸，轻微的出现短气。双侧寸口脉弦是寒象，都是重用泻下法导致的里虚表现，一侧脉偏弦是有饮。

学生问：饮有四种，都叫什么名称？老师答：有痰饮，有悬饮，有溢饮，有支饮。

学生曰：四饮怎么区分？老师答：其人原本比较壮实。现在变得瘦弱，水走到肠间，咕叽咕叽作响，是痰饮；饮水后水流在胁下，咳嗽、吐痰时牵引胁下疼痛，是悬饮；水饮流窜分布于四肢，应当随汗出而却不汗出，身体疼痛严重，是溢饮；咳嗽气喘，倚物喘息，短气不得平卧，外形看起来像水肿，是支饮。

水饮在心，心下坚硬膨起，短气，讨厌水且不想喝水。

水饮在肺，吐痰涎水沫，想喝水。

水饮在脾，少气，身体困重。

水在肝，胁下有支撑性胀满的感觉，打喷嚏时牵引胁下作痛。

水饮在肾，脐下悸动。

如果心下有留饮，患者后背会有巴掌大的地方感到寒冷。

所谓留饮，就是胁下痛牵引缺盆，咳嗽就会使引痛更加剧烈。

胸中有留饮，患者感气短而口渴，四肢关节疼痛；脉沉者，有留饮。

膈上有痰作病，胀满气喘，咳嗽吐痰，发作就会出现恶寒发热，背痛腰疼，眼泪自出，患者动作不协调，身体和眼皮跳动，必定有伏饮。

肺部水饮脉不弦，只有气喘、气短症状。

支饮也表现为气喘而不能平卧，外加短气，其脉平常。

脉象浮而细滑，有痰饮。

对于痰饮病，应当用温性药温和化之。

心下有水饮，胸胁支撑性胀满，目眩，用苓桂术甘汤治疗。

苓桂术甘汤方：茯苓60g，桂枝45g，白术45g，甘草30g。

上四味，加水1200mL，煮取600mL，分三次温服，开始小便了就是开始清利痰饮了。

【配伍分析】

饮在心下及胁下，从小便去除为顺势。茯苓化饮，桂枝温阳化饮，白术行气利水，甘草补气利饮。四药合用，达到温阳化饮、从下而去的治疗目的。

【原文】

夫短气有微饮，当从小便去之，苓桂术甘汤主之，肾气丸亦主。

【译文】

气短有轻微水饮，应当通过利小便而利饮，用苓桂术甘汤可以治疗，用肾气丸也行。

【配伍分析】

肾气丸温阳化气利饮。

【原文】

腹满，口舌干燥，此肠间有水气，己椒苈黄丸主之。

己椒苈黄丸方：防己、椒目、葶苈（熬）、大黄各一两。

上四味，末之，蜜丸如梧子大，先食饮服一丸，日三服，稍增，口中有津液。渴者加芒硝半两。

【译文】

腹部胀满，口干舌燥，这是肠间有水气停留的缘故，用己椒苈黄丸治疗。

己椒苈黄丸方：防己、椒目、葶苈子（熬）、大黄各15g。

以上四味药，研成末，制成蜜丸如梧子大，吃饭前用温水冲服一丸，一日三服，逐渐加量，直至口中有津液。口渴的加芒硝7.5g。

【配伍分析】

饮在肠间，影响脾脏运化功能，脾上输精微功能受影响，所以口舌干燥，治疗应该去除肠间水饮，向下从小便去除比较顺势。防己可以利尿消肿，椒目温中散寒化饮，葶苈子利水破积，《神农本草经》载葶苈子："主癥瘕结气，饮食寒热，破坚逐邪，通利水道。"大黄通瘀泻腑实，《神农本草经》载大黄："下瘀血、血闭、寒热，破癥瘕积聚、留饮、宿食，荡涤肠胃，推陈致新，通利水谷，调中化食，安和五脏。"全方合力则完成从下利水的治疗目的。

【原文】

病者脉伏，其人欲自利，利反快，虽利，心下续坚满，此为留饮欲去故也，甘遂半夏汤主之。

甘遂半夏汤：甘遂大者三枚，半夏十二枚（以水一升，煮取半升，去滓），芍药五枚，甘草如指大一枚（炙。一本作无）。

上四味，以水二升，煮取半升，去滓，以蜜半升和药汁，煎取八合，顿服之。

【译文】

患者脉伏，想小便，小便也比较快速，但是小便后，心下还是坚硬胀满，这是留饮意图再从小便排出的缘故，可用甘遂半夏汤治疗。

甘遂半夏汤：甘遂大的 3 枚，半夏 12 枚（用水 200mL，煮取 100mL，去滓），芍药 5 枚，甘草如手指大 1 枚。

上面四味药，加水 200mL，煮取 100mL，去滓，加蜜 100mL 和入药汁，煎取 160mL，顿服。

【配伍分析】

饮在肠间，从下去饮比较顺势。甘遂攻积逐饮，是猛药，目的是去除顽固留饮；《神农本草经》记载甘遂能治大腹疝瘕腹满，面目浮肿，留饮宿食，破癥坚积聚，利水谷道。半夏化痰饮,《神农本草经》载半夏:"主伤寒寒热,心下坚,下气,喉咽肿痛,头眩胸胀,咳逆肠鸣,止汗。"芍药、甘草益气阴利水,《神农本草经》载芍药:"主邪气腹痛,除血痹,破坚积,寒热,疝瘕,止痛,利小便,益气。"四药合力就可以达到将水饮从下而去的治疗目的。

【原文】

卒呕吐,心下痞,膈间有水,眩悸者,半夏加茯苓汤主之。

先渴后呕,为水停心下,此属饮家,小半夏加茯苓汤主之。

小半夏加茯苓汤方:半夏一升,生姜半斤,茯苓三两(一法四两)。

上三味,以水七升,煮取一升五合,分温再服。

【译文】

突发呕吐,心下痞满,是膈间有水,眩晕心悸者,用小半夏加茯苓汤治疗。

先渴后呕,是水停心下,这是水饮作病,用小半夏加茯苓汤治疗。

小半夏加茯苓汤方:半夏200mL(200g),生姜120g,茯苓45g(一法60g)。

上三味药,加水1400mL,煮取300mL,分2次温服。

【配伍分析】

饮在胸膈及心下,从下去除比较顺势。半夏化痰饮,生姜温阳化饮,茯苓利尿祛饮,三药合力从下祛饮。

【原文】

假令瘦人,脐下有悸,吐涎沫而癫眩,此水也,五苓散主之。

五苓散方：泽泻一两一分，猪苓三分（去皮），茯苓三分，白术三分，桂枝二分（去皮）。

上五味，为末，白饮服方寸匕，日三服，多饮暖水，汗出愈。

【译文】

如果一个消瘦的人，脐下有悸动，吐涎沫并有阵发性眩晕。这是水饮作患，用五苓散治疗。

五苓散方：泽泻20g，猪苓12g（去皮），茯苓12g，白术12g，桂枝8g（去皮）。上五味药研成末，每次用白饮冲服一汤匙，一日三服，多饮温开水，汗出则缓解。

【配伍分析】

"假令瘦人"意为水饮不在肌表，且不甚；瘦人气血不足，"吐涎沫"表明水饮在脾肾，量不多。猪苓、桂枝去皮，增强其走里功效；茯苓、猪苓、泽泻利水从下而去，桂枝温通经脉利水，白术补气利水，水饮不重，故用量轻。五药合力从下利水祛邪。

【原文】

脉沉而弦者，悬饮内痛。

病悬饮者，十枣汤主之。

十枣汤方：芫花（熬）、甘遂、大戟各等分。

上三味，捣筛，以水一升五合，先煮肥大枣十枚，取九合，去滓，内药末。强人服一钱匕，羸人服半钱，平旦温服之；不下者，明日更加半钱。得快下后，糜粥自养。

【译文】

脉沉而弦者，是悬饮，会伴胸胁内痛。

患悬饮病，适宜用十枣汤治疗。

十枣汤方：芫花（熬）、甘遂、大戟各4g。

上三味药捣碎，用筛子筛过，用水300mL，先煮肥大的大枣10枚，煮取180mL，去滓，加入药末，强壮的患者服一汤匙，虚弱的患者服半汤匙，在早晨阳光升起的时候温服；水饮未下者，第二天再加半汤匙。出现较多水样便表明获效，吃稀粥以调养。

【配伍分析】

饮在胁下，从下去除比较顺势，芫花、甘遂、大戟泻下逐饮，使水饮从下而去，加大枣扶正防止伤正。

【原文】

病溢饮者，当发其汗，大青龙汤主之，小青龙汤亦主之。

大青龙汤方：麻黄六两（去节），桂枝二两（去皮），甘草二两（炙），杏仁四十个（去皮尖），生姜三两（切），大枣十二枚，石膏如鸡子大（碎）。

上七味，以水九升，先煮取麻黄，减二升，去上沫，内诸药，煮取三升，去滓，温服一升，取微似汗，汗多者，温粉粉之。

小青龙汤方：麻黄三两（去节），芍药三两，五味子半升，干姜三两，甘草三两（炙），细辛三两，桂枝三两（去皮），半夏半升（洗）。

上八味，以水一斗，先煮麻黄，减二升，去上沫，内诸药，煮取三升，去滓，温服一升。

【译文】

患溢饮的，应当通过发汗治疗，适宜用大青龙汤治疗，也适宜用小青龙汤治疗。

大青龙汤方：麻黄90g（去节），桂枝30g（去皮），甘草30g（炙），杏仁40个（去皮尖），生姜45g（切），大枣12枚，石膏如鸡蛋大（打碎）。

上7味，加水1800mL，先煮麻黄，减400mL时，去上沫，加入其他药物，煮取600mL，去滓，温服200mL，达到微微汗出即可，汗多的，用温粉扑身。

小青龙汤方：麻黄45g（去节），芍药45g，五味子100mL（80g），干姜30g，甘草45g（炙），细辛45g，桂枝45g（去皮），半夏100mL（100g）（洗）。

上八味药，加水2000mL，先煮麻黄，减400mL，去上沫，加其他药，煮取600mL，去滓，温服200mL。

【配伍分析】

溢饮在四肢，发汗去除比较顺势。大青龙汤中重用麻黄散寒解表发汗；桂枝、生姜温阳发汗；石膏解肌发汗，纠麻黄、桂枝、生姜温燥之偏；甘草、杏仁、大枣益气补肺扶正，保证发汗同时不伤正。全方合力达到因势利导、从表发汗的治疗目的。小青龙汤麻黄用量较大青龙汤减半，加白芍。全方既可以从表发汗，又可利尿祛饮。青龙指麻黄，因麻黄生长时呈青色，又叫龙沙，所以叫青龙。

【原文】

膈间支饮，其人喘满，心下痞坚，面色黧黑，其脉沉紧，得之数十日，医吐下之不愈，木防己汤主之。虚者即愈，实者三日复发，复与不愈者，宜木防己汤去石膏加茯苓芒硝汤主之。

木防己汤方：木防己三两，石膏十二枚（鸡子大），桂枝二两，人参四两。

上四味，以水六升，煮取二升，分温再服。

木防己加茯苓芒硝汤方：木防己二两，桂枝二两，人参四两，芒硝三合，茯苓四两。

上五味，以水六升，煮取二升，去滓，内芒硝，再微煎，分温再服，微利则愈。

【译文】

膈间有支饮，患者气喘胀满，心下胀满坚硬，面色黧黑，其脉沉紧，病程数十日，医生用了吐、下法治疗不愈，用木防己汤治疗。水饮较少的当即好转，水饮严重的三日后复发，再予木防己汤无好转者，适宜用木防己汤去石膏加茯苓芒硝汤治疗。

木防己汤方：木防己45g，石膏12枚（鸡蛋大），桂枝30g，人参60g。

上四味药加水1200mL，煮取400mL，分两次温服。

木防己去石膏加茯苓芒硝汤方：木防己30g，桂枝30g，人参60g，芒硝60mL（38g），茯苓60g。

上五味药加水1200mL，煮取400mL，去滓，再加入芒硝，再微微煎煮，分两次温服，出现轻微腹泻，症状就缓解了。

【配伍分析】

饮在膈间、心下，从表、从下去饮均为顺势。木防己汤中，防己解表、利尿，桂枝发汗、利尿，石膏解肌发汗。三药合力从表、从下祛饮，人参益气扶正助祛邪。水饮严重者，木防己汤力弱，饮为寒邪，去寒凉之石膏，增加全方温散之力，加茯苓、芒硝增加从小便、大便祛除饮邪之力。《神农本草经》中载硝石一名芒硝，治五脏积热、胃胀闭，涤去蓄结饮食，推陈致新，除邪气。

【原文】

呕家本渴，渴者为欲解，今反不渴，心下有支饮故也，小半夏汤主之。

小半夏汤方：半夏一升，生姜半斤。

上二味，以水七升，煮取一升半，分温再服。

【译文】

呕吐后本应该感到口渴，渴是欲饮水以解呕吐引起的阴伤，现反而不感到口渴，是因为心下有支饮的缘故，用小半夏汤主治疗。

小半夏汤方：半夏200mL（200g），生姜120g。

两种药加水1400mL，煮取300mL，分2次温服。

【配伍分析】

对心下支饮的治疗应该温阳化饮。半夏化痰饮，生姜温阳化饮。二药合力则温阳化饮。

【原文】

心下有支饮，其人苦冒眩，泽泻汤主之。

泽泻汤方：泽泻五两，白术二两。

上二味，以水二升，煮取一升，分温再服。

【译文】

心下有支饮，患者被头晕目眩所苦，用泽泻汤治疗。

泽泻汤方：泽泻75g，白术30g。

两味药加水 400mL，煮取 200mL，分两次温服。

【配伍分析】

"冒眩"是饮邪上犯于头，治疗应该导饮从下而去。白术补气健脾利水，泽泻利水。二药合力可以导饮从下而去。

【原文】

支饮胸满者，厚朴大黄汤主之。

厚朴大黄汤方：厚朴一尺，大黄六两，枳实四枚。

上三味，以水五升，煮取二升，分温再服。

【译文】

支饮感觉胸部胀满者，用厚朴大黄汤治疗。

厚朴大黄汤方：厚朴 1 尺（约 120g），大黄 90g，枳实 4 枚。

三味药加水 1000mL，煮取 400mL，分 2 次温服。

【配伍分析】

厚朴解表，行气化饮，解表祛饮；大黄活血化瘀，使邪从下而去以助化饮；枳实宽胸理气助化饮。三药合力，则饮被分而化之。

【原文】

支饮不得息，葶苈大枣泻肺汤主之。方见肺痈中。

葶苈大枣泻肺汤方：葶苈（熬令黄色，捣丸如弹子大），大枣十二枚。

上先以水三升，煮枣取二升，去枣，内葶苈，煮取一升，顿服。

【译文】

支饮导致不得平静呼吸，用葶苈大枣泻肺汤治疗。

葶苈大枣泻肺汤方：葶苈子（熬令黄色，捣丸如弹子大），大枣 12 枚。

用水 600mL，煮大枣煮取 400mL，去枣，加入葶苈子，煮取 200mL，顿服。

【配伍分析】

喘息不止，表明饮邪在肺，予葶苈子破积攻坚，泻肺中痰饮水实，使邪从下而去，则喘息自平；大枣补肺气防伤正。

【原文】

咳家其脉弦，为有水，十枣汤主之（方见上）。

【配伍分析】

肺中有水饮，治疗可以泻下逐饮，以十枣汤逐胸中之水。

【原文】

咳逆倚息，不得卧，小青龙汤主之（方见上文肺痈中）。

【译文】

患者咳嗽气逆，倚靠某处呼吸，不能平卧，用小青龙汤治疗。（小青龙汤方见上文）。

【配伍分析】

麻黄、桂枝、细辛解表，芍药、甘草、五味子补气阴。心下水气不化，予半夏、麻黄、桂枝、细辛、芍药化饮，从表、从下祛饮。

【原文】

青龙汤下已，多唾口燥，寸脉沉，尺脉微，手足厥逆，气从小腹上冲胸咽，手足痹，其面翕热如醉状，因复下流阴股，小便难，时复冒者，与茯苓桂枝五味甘草汤，治其气冲。

桂苓五味甘草汤方：茯苓四两，桂枝四两（去皮），甘草三两（炙），五味子半升。

上四味，以水八升，煮取三升，去滓，分三温服。

【译文】

用青龙汤去饮后，出现吐涎沫，口干燥，寸脉沉，尺脉微，手足不温，气从小腹上冲胸中与咽部，手足疼痛，其面烘热像喝醉的样子；有的气逆流转至会阴及大腿内侧，小便不出，时不时头晕，用茯苓桂枝五味甘草汤治这种气冲上逆。

桂苓五味甘草汤方：茯苓60g，桂枝60g（去皮），甘草45g（炙），五味子100mL（80g）。

上四味药，加水1600mL，煮取600mL，去滓，分三次温服。

【配伍分析】

口燥为阴伤，予五味子、甘草补气阴；多唾表明饮邪仍在，予茯苓利水饮；气逆上冲，予桂枝通脉降逆，《神农本草经》载桂枝"治上气咳逆、结气、喉痹吐吸，利关节，补中益气"。诸药合用，降逆、化饮、补气阴。

【原文】

冲气即低，而反更咳，胸满者，用桂苓五味甘草汤去桂，加干姜、细辛，以治其咳满。

苓甘五味姜辛汤方：茯苓四两，甘草三两，干姜三两，细辛三两，五味半升。

上五味，以水八升，煮取三升，去滓，温服半升，日三。

【译文】

冲气减轻，反而更咳，胸胀满者，用桂苓五味甘草汤去桂，加干姜、细辛，以治其咳满。

苓甘五味姜辛汤方：茯苓 60g，甘草 45g，干姜 45g，细辛 45g，五味子 100mL（80g）。

上五味药，加水 1600mL，煮取 600mL，去滓，每次温服 100mL，一日服三次。

【配伍分析】

病机是肺中寒饮未除，治疗应温肺化饮。茯苓、干姜、细辛温肺化饮，甘草、五味子补肺，一助去饮，二是"填充"饮邪祛除后形成的"空虚"，防水饮再生。

【原文】

咳满即止，而更复渴，冲气复发者，以细辛、干姜为热药也。服之当遂渴，而渴反止者，为支饮也。支饮者，法当冒，冒者必呕，呕者复内半夏，以去其水。

桂苓五味甘草去桂加姜辛夏汤方：茯苓四两，甘草二两，细辛二两，干姜二两，五味子、半夏各半升。

上六味，以水八升，煮取三升，去滓，温服半升，日三。

【译文】

治疗后咳和胀满消除了，而感到更口渴、冲气上逆复发的，是因为细辛、干姜是热药，服了就会口渴，服了后口渴反而止住了的，是有支饮。有支饮就会上逆，上逆就会出现呕吐，呕吐的再加半夏，以祛水饮。

桂苓五味甘草去桂加姜辛夏汤方：茯苓 60g，甘草 30g，细辛 30g，干姜 30g，五味子、半夏各 100mL（80g 和 100g）。

上六味药，加水 1600mL，煮取 600mL，去滓，每次温服 100mL，一日服 3 次。

【配伍分析】

本方就是在苓甘五味姜辛汤的基础上加半夏增强化饮功效。

【原文】

水去呕止，其人形肿者，加杏仁主之。其证应内麻黄，以其人遂痹，故不内之。若逆而内之者，必厥。所以然者，以其人血虚，麻黄发其阳故也。

苓甘五味加姜辛半夏杏仁汤方：茯苓四两，甘草三两，五味半升，干姜三两，细辛三两，半夏半升，杏仁半升（去皮尖）。

上七味，以水一斗，煮取三升，去滓，温服半升，日三。

【译文】

水饮去除，呕吐就止住了，但患者外形看起来肿胀，加杏仁治疗。这个证本应加入麻黄，是因为患者是脉络瘀阻的痹病，故不加麻黄。如果逆证加入，必然发生晕厥。所以出现这个情况，是因为患者血虚，麻黄可以耗血动阳的缘故。

苓甘五味加姜辛半夏杏仁汤方：茯苓 60g，甘草 45g，细辛 45g，干姜 45g，五味子、半夏各 100mL（80g 和 100g），杏仁 100mL（50g）（去皮尖）。

上七味药，加水 2000mL，煮取 600mL，去滓，每次温服 100mL，一日服 3 次。

【配伍分析】

其人形肿，是因肺虚而肌表肿，以杏仁实肺，使肺中水去。血虚伴水肿者不宜用麻黄。

【原文】

若面热如醉，此为胃热上冲，熏其面，加大黄以利之。

苓甘五味加姜辛半杏大黄汤：茯苓四两，甘草三两，五味半升，干姜三两，细辛三两，半夏半升，杏仁半升，大黄三两。

上八味，以水一斗，煮取三升，去滓，温服半升，日三。

【译文】

如果面热如醉，是胃热上冲熏其面，加大黄以向下导热。

苓甘五味加姜辛半杏大黄汤：茯苓60g，甘草45g，细辛30g，干姜30g，五味子、半夏各100mL（80g和100g），杏仁100mL（50g）（去皮尖），大黄45g。

上八味药，加水200mL，煮取600mL，去滓，每次温服100mL，一日服3次。

【配伍分析】

面热如醉，为胃热上冲，所以加大黄泻下导热。

【原文】

脉弦数，有寒饮，冬夏难治。

久咳数岁，其脉弱者，可治，实大数者，死；其脉虚者，必苦冒，其人本有支饮在胸中故也，治属饮家。

【译文】

脉弦数，是有寒饮，冬夏都难治。

久咳好几年，脉弱的可治，实大数的是死候；脉虚的必有头晕目眩，因为本有支饮在胸中的缘故，应按水饮治疗。

本篇治疗、配伍思维总结

咳嗽、咳痰是症状，病因病机多是痰饮滞留脾肺。桂枝温阳化饮，茯苓健脾化饮，二药常常合用化饮；半夏可以化痰祛饮；痰饮之邪被去，留下"空间"，五味子和甘草益气养阴，可以很好填补这个空间。化饮出路适宜从下。

消渴小便不利淋病脉证并治第十三

【原文】

跌阳脉浮而数，浮即为气，数即为消谷而大坚（一作紧）。气盛则溲数，溲数即坚，坚数相搏，即为消渴。

跌阳脉数，胃中有热，即消谷引食，大便必坚，小便即数。

男子消渴，小便反多，以饮一斗，小便一斗，肾气丸主之（方见妇人杂病中）。

【译文】

跌阳脉浮而数，浮表明病在气分，数表明有热就会导致消谷善饥且脉大而坚硬（一作紧）。气盛则小便次数多，小便次数多，脉就会显得坚硬（因为循环量相对不足，心率快，血液流速快，脉象就会感觉坚硬），内热和容量不足相互作用，机体需要饮水自救，表现为消渴。

跌阳脉数，是胃中有热，会消谷善饥想吃饭，大便必定坚硬，小便就会频数。

男性罹患消渴，小便却多，以至于喝了一斗，小便也一斗，用肾气丸治疗。

【配伍分析】

上文消渴病机是阴虚内热，治疗应该滋阴泄热。干地黄、薯蓣（山药）、山茱萸滋阴补血，泽泻、茯苓、牡丹皮向下泄热，桂枝、附子用量占比很小，目的是助运滋阴养血药，不影响全方滋阴泄热的治疗大方向。

【原文】

渴欲饮水，口干舌燥者，白虎加人参汤主之（方见中暍中）。

【译文】

口渴想饮水、口干舌燥的患者，用白虎加人参汤治疗。

【配伍分析】

上述病机为气阴两虚兼有实热，知母、甘草、粳米、人参益气养阴；用大剂量石膏清热。

【原文】

渴欲饮水不止者，文蛤散主之。

文蛤散方：文蛤五两。

上一味，杵为散，以沸汤五合，和服方寸匕。

【译文】

口渴不停地想饮水的，用文蛤散治疗。

文蛤散方：文蛤75g。

将上一味药捣碎成散，用温开水100mL，冲服一汤勺。

【配伍分析】

文蛤可以生津止渴，直接对症治疗。

【原文】

厥阴之为病，消渴，气上冲心，心中疼热，饥而不欲食，食即吐，下之不肯止。

脉浮，小便不利，微热，消渴者，宜利小便、发汗，五苓散主之（方见上）。

渴欲饮水，水入则吐者，名曰水逆，五苓散主之（方见上）。

【译文】

厥阴为病的病证是消渴，气向上冲心，心中疼痛发热，饥而不欲食，勉强吃了就会吐，用泻下法治疗腹泻不容易停止。

脉浮，小便不利，微热消渴者，治疗宜利小便、发汗，用五苓散治疗。

口渴想饮水，喝了水又吐的，叫水逆，用五苓散治疗。

【配伍分析】

脉浮为表，宜解表发汗，不利为气化不利，宜利小便，予桂枝解表，茯苓、猪苓、泽泻利尿，白术益气助利尿。水逆因水不能正常气化，以桂枝、白术温阳益气，茯苓、猪苓、泽泻利尿，因势利导使邪从小便而去。

【原文】

脉浮发热，渴欲饮水，小便不利者，猪苓汤主之。

猪苓汤方：猪苓（去皮）、茯苓、阿胶、滑石、泽泻各一两。

上五味，以水四升，先煮四味，取二升，去滓，内胶烊消，温服七合，日三服。

【译文】

脉浮发热，口渴想饮水，小便不利的，用猪苓汤治疗。

猪苓汤方：猪苓（去皮）、茯苓、阿胶、滑石、泽泻各15g。

以上五味药，加水 800mL，先煮其他 4 味，煮取 400mL，去滓，加入阿胶烊化，温服 140mL，一日三服。

【配伍分析】

予滑石祛热利尿，《神农本草经》载滑石："主身热泄澼，女子乳难，癃闭，利小便，荡胃中积聚寒热，益精气。"阿胶滋阴润燥，《神农本草经》载阿胶："治心腹内崩，劳极洒洒如疟状，腰腹痛，四肢酸疼，女子下血，安胎。"猪苓、茯苓、泽泻利水。

【原文】

小便不利者，有水气，其人苦渴，栝楼瞿麦丸主之。

栝楼瞿麦丸方：栝楼根二两，茯苓三两，薯蓣三两，附子一枚（炮），瞿麦一两。

上五味，末之，炼蜜丸梧子大，饮服三丸，日三服，不知，增至七八丸，以小便利，腹中温为知。

【译文】

小便不利，是有水气，如果伴有口渴，用栝楼瞿麦丸治疗。

栝楼瞿麦丸方：天花粉 30g，茯苓 45g，山药 45g，附子 1 枚（炮），瞿麦 15g。

上五味药，研成末，炼成蜜丸如梧子大，每次温开水冲服三丸，一日服三次，不缓解，增至七八丸，以小便利、腹中温为缓解的征象。

【配伍分析】

小便不利，故用茯苓、瞿麦利尿；有水气，故用附子温阳化气利水；口渴，故用天花粉生津止渴，山药补气阴。

【原文】

小便不利，蒲灰散主之，滑石白鱼散、茯苓戎盐汤并主之。

蒲灰散方：蒲灰七分，滑石三分。

上二味，杵为散，饮服方寸匕，日三服。

【译文】

小便不利，用蒲灰散治疗；滑石白鱼散、茯苓戎盐汤也可以治疗。

蒲灰散方：蒲灰 28g，滑石 12g。

二味药，捣碎成散，每次温水冲服一汤勺，一日三服。

【配伍分析】

本证是血瘀致小便不利。滑石化瘀利尿，蒲灰活血利尿，二药对症治疗。《神农本草经》载蒲黄："主心腹膀胱寒热，利小便，止血消瘀血。"

【原文】

滑石白鱼散方：滑石二分，乱发二分（烧），白鱼二分。

上三味，杵为散，饮服方寸匕，日三服。

【译文】

滑石白鱼散方：滑石 8g，乱发 8g（烧），白鱼 8g。

上三味药，捣碎为散，每次温开水冲服一汤勺，一日三服。

【配伍分析】

滑石、乱发化瘀利尿，白鱼利尿。《神农本草经》载衣鱼："一名白鱼，治妇人疝瘕、小便不利、小儿中风项强，皆宜摩之。"

【原文】

茯苓戎盐汤方：茯苓半斤，白术二两，戎盐弹丸大一枚。

上三味，先将茯苓、白术煎成，入戎盐再煎，分温三服。

【译文】

茯苓戎盐汤方：茯苓120g，白术30g，戎盐弹丸大一枚。

以上三味药，先将茯苓、白术煎成，入戎盐再煎，分三次温服。

【配伍分析】

茯苓、戎盐利尿，白术补气利尿。

【原文】

淋之为病，小便如粟状，小腹弦急，痛引脐中。

淋家不可发汗，发汗则必便血。

【译文】

淋病，小便点滴而下如粟米状，小腹绷紧、疼痛，牵涉肚脐中。

淋病不可用发汗法治疗，用发汗法治疗必定出现尿血。

本篇治疗、配伍思维总结

消渴小便不利淋病病位在肾、泌尿系，因势利导、从下祛邪是适宜的治疗路径。

水气病脉证并治第十四

【原文】

师曰：病有风水、有皮水、有正水、有石水、有黄汗。风水，其脉自浮，外证骨节疼痛，恶风；皮水，其脉亦浮，外证胕肿，按之没指，不恶风，其腹如鼓，不渴，当发其汗；正水，其脉沉迟，外证自喘；石水，其脉自沉，外证腹满不喘；黄汗，其脉沉迟，身发热，胸满，四肢头面肿，久不愈，必致痈脓。

脉浮而洪，浮则为风，洪则为气。风气相搏，风强则为隐疹，身体为痒，痒为泄风，久为痂癞，气强则为水，难以俯仰。风气相击，身体洪肿，汗出乃愈。恶风则虚，此为风水；不恶风者，小便通利，上焦有寒，其口多涎，此为黄汗。

寸口脉沉滑者，中有水气，面目肿大，有热，名曰风水。视人之目窠上微拥，如蚕新卧起状，其颈脉动，时时咳，按其手足上，陷而不起者，风水。

太阳病，脉浮而紧，法当骨节疼痛，反不疼，身体反重而酸，其人不渴，汗出即愈，此为风水。恶寒者，此为极虚，发汗得之。渴而不恶寒者，此为皮水。身肿而冷，状如周痹，胸中窒，不能食，反聚痛，暮躁不得眠，此为黄汗，痛在骨节。咳而喘，不渴者，此为脾胀，其状如肿，发汗即愈。然诸病此者，渴而下利，小便数者，皆不可发汗。

里水者，一身面目黄肿，其脉沉，小便不利，故令病水。假如小便自利，此亡津液，故令渴也，越婢加术汤主之（方见下）。

趺阳脉当伏，今反紧，本自有寒，疝瘕，腹中痛，医反下之，下之即胸满短气。

趺阳脉当伏，今反数，本自有热，消谷，小便数，今反不利，此欲作水。

寸口脉浮而迟，浮脉则热，迟脉则潜，热潜相搏，名曰沉；趺阳脉浮而数，浮脉即热，数脉即止，热止相搏，名曰伏；沉伏相搏，名曰水；沉则脉络虚，伏则小便难，虚难相搏，水走皮肤，即为水矣。

寸口脉弦而紧，弦则卫气不行，即恶寒，水不沾流，走于肠间。

少阴脉紧而沉，紧则为痛，沉则为水，小便即难。

夫水病人，目下有卧蚕，面目鲜泽，脉伏，其人消渴。病水腹大，小便不利，其脉沉绝者，有水，可下之。

心水者，其身重而少气，不得卧，烦而躁，其人阴肿。肝水者，其腹大，不能自转侧，胁下腹痛，时时津液微生，小便续通。肺水者，其身肿，小便难，时时鸭溏。脾水者，其腹大，四肢苦重，津液不生，但苦少气，小便难。肾水者，其腹大，脐肿腰痛，不得溺，阴下湿如牛鼻上汗，其足逆冷，面反瘦。

师曰：诸有水者，腰以下肿，当利小便；腰以上肿，当发汗乃愈。

问曰：病者苦水，面目身体四肢皆肿，小便不利，脉之，不言水，反言胸中痛，气上冲咽，状如炙肉，当微咳喘。审如师言，其脉何类？

师曰：寸口沉而紧，沉为水，紧为寒，沉紧相搏，结在关元，始时当微，年盛不觉。阳衰之后，荣卫相干，阳损阴盛，结寒微动，肾气上冲，喉咽塞噎，胁下急痛，医以为留饮而大下之，气击不去，其病不除。后重吐之，胃家虚烦，咽燥欲饮水，小便不利，水谷不化，面目手足浮肿。又以葶苈丸下水，当时如小差，食饮过度，肿复如前，胸胁苦痛，象若奔豚，其水扬溢，则浮咳喘逆。当先攻击冲气，令止，乃治咳，咳止，其喘自差。先治新病，病当在后。

风水，脉浮身重，汗出恶风者，防己黄芪汤主之。腹痛者加芍药。

防己黄芪汤方：防己一两，黄芪一两一分，白术三分，甘草半两（炙）。

上锉，每服五钱匕，生姜四片，枣一枚，水盏半，煎取八分，去滓，温服，良久再服。

【译文】

老师说：水肿病有风水、皮水、正水、石水、黄汗。风水一直是浮脉，外在的症状是骨节疼痛，恶风；皮水也是浮脉，外在症状是浮肿，按之没指，不恶风，腹部胀满如鼓，不渴，当发汗治疗；正水，脉沉迟，外在症状是不停喘息；石水，一直是脉沉，外在症状是腹部胀满但不喘；黄汗，脉沉迟，身发热，胸部胀满，四肢头面肿，长久不愈，必然导致痈肿脓疮。

脉浮而洪，浮表明感受了风邪，洪则表明气盛。风气相搏，风强则出现隐疹，身体发痒，痒是泄出风邪，时间久了就会结成痂癞，气强则发为水肿，患者难以俯仰。风气相击，身体就会胖大水肿，汗出就会缓解，恶风则是虚，是风水；不恶风者，小便通利，上焦有寒，口多涎沫的，是黄汗。

寸口脉沉滑者，是体内有水气，面目肿大，有热，名叫风水。望见患者上眼睑微微高起，像刚刚蜕了皮、眠醒的新蚕，颈部脉动，时时作咳，按患者手足上出现凹陷性水肿，是风水。

太阳病，脉浮而紧，理应出现骨节疼痛；身体反而不疼痛，感觉重而酸，也不渴，汗出就会缓解，这是为风水。恶寒的，是极度正虚的表现，是由发汗治疗引起的。渴而不恶寒的，是皮水。身肿而冷，症状如周痹（走窜性疼痛），胸中窒闷，不能吃饭，若勉强吃了饭，疼痛就会聚集到胃脘部，落日后开始烦躁不得入眠，这是黄汗，痛在骨节。咳而喘，不渴者，是脾胀，症状像水肿，用发汗法可以治愈。然而此类疾病，如果出现口渴伴腹泻，小便数，都不可以用发汗法治疗。

身体内部有水饮，一身面目黄肿，脉沉，小便不利，导致出现了水肿病。假如小便自利，就会亡失津液，引起渴，用越婢加术汤治疗（方见下）。

跌阳脉当伏，今反而出现紧象，是因为有寒邪，出现了疝瘕、腹中痛这些症状，医生错用了下法治疗，之后就出现了胸满短气及紧脉。

跌阳脉当伏，今反而出现数脉，是因为有热邪，应该出现消谷、小便数症状，却出现小便不利，此是要发作水肿病。

寸口脉浮而迟，浮脉预示要发热，迟脉预示要阳潜，热潜相搏，名字就叫沉；跌阳脉浮而数，浮脉是热象，数脉表明要热极反寒而止，热止相搏，名字就叫伏；沉伏相搏，就成水肿；沉则脉络虚，伏则小便难解，虚难相搏，水走皮肤，即为水肿。

寸口脉弦而紧，弦则卫气不行，就会恶寒，水液不能顺畅流行皮肤，就转而走于肠间。

少阴脉紧而沉，紧则发作疼痛，沉则会发作水肿，小便即难解。

水肿患者，下眼睑呈卧蚕状，面目鲜泽，脉伏，有消渴症状。症状是水肿、腹胀大，小便不利，脉沉绝的，是因为有水饮，可用下法治疗。

心水，身重而少气，不得平卧，烦躁，会出现阴囊肿；肝水，腹大，不能自转侧，胁下腹痛，口中时时生出少量津液，小便断断续续可以尿出；肺水，身肿，小便难解，时时溏泄；脾水，腹大，四肢苦沉重，口中津液不生，但感觉气短，小便难解；肾水，腹大，脐部肿满，腰痛，小便不出，阴部潮湿如牛鼻上出汗，足部逆冷，面部反而看起来消瘦。

老师说：各种水饮病，在腰以下肿，当通过利小便治疗；在腰以上肿，当通过发汗法治愈。

学生问：因水饮发病，面目身体四肢皆肿，小便不利，诊脉时患者不主诉水肿，反而主诉胸中痛，有气上冲咽部，咽部感觉火烧火燎的，有轻微咳喘症状。根据老师的判断，患者的脉象应当怎样？

老师答：寸口脉沉而紧，沉显示有水，紧显示有寒，沉紧相搏，结在关元，开始时症状应当轻微，年轻力壮的甚至都没有感觉。阳衰之后，营卫不和，阳损阴盛，结寒就开始轻微发动，肾气上冲，咽喉感觉塞噎，胁下突发急痛，医生以为是留饮而用峻猛下法去饮，气向上冲击，症状缓解不了，病根也不能除。后来又用峻猛的吐法治疗，导致胃虚，继而因虚作烦，咽中干燥欲饮水，小便不利，水谷不化，面目手足浮肿。再用葶苈丸泻下祛水，当时如果稍微缓解，一旦食饮过度，水肿就反复如前，胸胁苦满疼痛，出现奔豚症状，其水肿更加重，则出现频繁咳嗽、气逆喘息。治疗应当攻去上冲之气使其平息，再治咳，咳嗽容易止住，喘息也自然痊愈。应当先治新病，老病后治。

风水，脉浮身重，汗出恶风的，用防己黄芪汤治疗。腹痛的加芍药。

防己黄芪汤方：防己 15g，黄芪 20g，白术 12g，甘草 8g（炙）。

上四味药锉成粉，每次服五汤勺，用生姜 4 片、大枣 1 枚，加水半杯，煎取八分量，去滓，冲服药粉，隔较久时间再服第二次。

【配伍分析】

脉浮在表，身重为脾虚。以防己解表利水，从表祛邪；黄芪补脾气利水；白术补气利水；甘草补正气以补邪去之空；芍药止痛利尿。全方合力则健脾利水，从表、从下祛邪。

【原文】

风水恶风，一身悉肿，脉浮不渴，续自汗出，无大热，越婢汤主之。

越婢汤方：麻黄六两，石膏半斤，生姜三两，大枣十五枚，甘草二两。

上五味，以水六升，先煮麻黄，去上沫，内诸药，煮取三升，分温三服。恶风者加附子一枚，炮。风水加术四两。

(《古今录验》)

【译文】

风水病恶风，一身悉肿，脉浮不渴，不停汗出，无大热，用越婢汤治疗。

越婢汤方：麻黄 90g，石膏 120g，生姜 45g，大枣 15 枚，甘草 30g。

上五味，加水 1200mL，先煮麻黄，去上沫，再加入其他药，煮取 600mL，分 3 次温服。恶风的加炮附子 1 枚。风水加白术 60g。(《古今录验》)

【配伍分析】

风水在表，应从表祛邪。予麻黄、生姜解表化饮；无大热但有小热，予石膏清热，与麻黄、生姜寒热并用，助解表利水；有虚，予甘草、大枣补气扶正。

【原文】

水之为病，其脉沉小，属少阴；浮者为风，无水虚胀者，为气；水，发其汗即已。脉沉者，宜麻黄附子汤；浮者，宜杏子汤。

麻黄附子汤方：麻黄三两，甘草二两，附子一枚（炮）。

上三味，以水七升，先煮麻黄，去上沫，内诸药，煮取二升半，温服八分，日三服。

杏子汤方（未见，恐是麻黄杏仁甘草石膏汤）。

【译文】

水饮病，若脉沉小，病属少阴；脉浮的是风邪致病，无水虚胀的是气机异常，水饮病通过发汗可以治好。脉沉的宜用麻黄附子汤；脉浮的宜用杏子汤。

麻黄附子汤方：麻黄 45g，甘草 30g，附子 1 枚（炮）。

上三味药，加水 1400g，先煮麻黄，去上沫，再加其他药，煮取 500mL，每次温服 30mL，一日服三次。

杏子汤方（未见，恐是麻黄杏仁甘草石膏汤）。

【配伍分析】

少阴水饮病，从表、从下去之是适宜的因势利导路径。麻黄解表利尿，附子温阳解表、化饮，二药合力从表、从下利水。甘草用意有三：①防发汗利水太过；②防附子之毒；③扶正益气阴。

【原文】

皮水为病，四肢肿，水气在皮肤中，四肢聂聂动者，防己茯苓汤主之。

防己茯苓汤方：防己三两，黄芪三两，桂枝三两，茯苓六两，甘草二两。

上五味，以水六升，煮取二升，分温三服。

【译文】

皮水为病，四肢肿，水气在皮肤中，四肢不由自主地抽动，用防己茯苓汤治疗。

防己茯苓汤方：防己 45g，黄芪 45，桂枝 45g，茯苓 90g，甘草 30g。

以上五味药，加水 1200mL，煮取 400mL，分 3 次温服。

【配伍分析】

皮水适宜从表、从下而解。防己解表，桂枝温阳利水、解表，茯苓利水，黄芪补气，甘草益气阴。全方扶正，从表、从下去除水饮。

【原文】

里水者，一身面目黄肿，其脉沉，小便不利，故令病水。假如小便自利，此亡津液，故令渴也，越婢加术汤主之（方见下）。

里水，越婢加术汤主之，甘草麻黄汤亦主之。

越婢加术汤方：麻黄六两，石膏半斤，生姜三两，大枣十五枚，甘草二两，白术四两。

【译文】

内部有水的，一身面目黄肿，脉沉，小便不利，故导致水肿。假如小便自利，就增加津液损耗，引起口渴，用越婢加术汤治疗（方见下）。

对于里水，用越婢加术汤可以治疗，甘草麻黄汤也可以治疗。

越婢加术汤方：麻黄90g，石膏120g，生姜45g，大枣15枚，甘草30g，白术60g。

【配伍分析】

里水表明脾虚运化无力明显，加白术益气利水，增强越婢汤从表、从下祛水之功。

【原文】

甘草麻黄汤方：甘草二两，麻黄四两。

上二味，以水五升，先煮麻黄，去上沫，内甘草，煮取三升，温服一升，重覆汗出，不汗，再服，慎风寒。

【译文】

甘草麻黄汤方：甘草30g，麻黄60g。

以上二味药，加水 1000mL，先煮麻黄，去上沫，再加甘草，煮取 600mL，温服 200mL，盖被子助汗出，若不出汗，再服，慎避风寒。

【配伍分析】

甘草扶正，麻黄解表，利尿，从表、从下利水。

【原文】

厥而皮水者，蒲灰散主之。

蒲灰散方（方见消渴中）。

【译文】

皮水而见四肢厥逆的患者，用蒲灰散治疗。

蒲灰散方：蒲灰 28g，滑石 12g。

以上二味药，捣碎为散，每次温开水冲服一汤勺，一日服用三次。

【配伍分析】

厥而皮水的病机为水饮兼气血不通，治疗既要利水又要活血利水。蒲灰可以化瘀利水，滑石利水，二药合用恰好可以达到治疗目的。

【原文】

脉得诸沉，当责有水，身体肿重。水病脉出者死。

问曰：病下利后，渴饮水，小便不利，腹满因肿者，何也？答曰：此法当病水，若小便自利及汗出者，自当愈。

师曰：寸口脉沉而迟，沉则为水，迟则为寒，寒水相搏。趺阳脉伏，水谷不化，脾气衰则鹜溏，胃气衰则身肿。少阳脉卑，少阴脉细，男子则小便不利，妇人则经水不通，经为血，血不利则为水，名曰血分。

师曰：寸口脉迟而涩，迟则为寒，涩为血不足。趺阳脉微而迟，微则为气，迟则为寒。寒气不足，则手足逆冷；手足逆冷则营卫不利；营卫不利，则腹满胁鸣相逐，气转膀胱，荣卫俱劳；阳气不通，即身冷，阴气不通，即骨疼；阳前通，则恶寒，阴前通，则痹不仁；阴阳相得，其气乃行，大气一转，其气乃散；实则失气，虚则遗尿，名曰气分。

气分，心下坚大如盘，边如旋杯，水饮所作，桂枝去芍药加麻辛附子汤主之。

桂姜草枣黄辛附子汤方：桂枝三两，生姜三两，甘草二两，大枣十二枚，麻黄二两，细辛二两，附子一枚（炮）。

上七味，以水七升，煮麻黄，去上沫，内诸药，煮取二升，分温三服，当汗出，如虫行皮中，即愈。

【译文】

脉变成各种沉脉，要考虑有水饮为病，身体会出现水肿沉重。水肿患者脉变浮浅是要死亡的征兆。

学生问：患腹泻病后，渴想饮水，小便不利，腹胀满，水肿，如何认识这个病情？老师答：这是要发水肿，如果小便自利及汗出的，可以自行缓解。

老师说：寸口脉沉而迟，沉表明有水饮，迟表明有寒，是寒水相搏。趺阳脉伏，常常出现水谷不化，如果是脾气衰则出现大便溏泄清稀，如果是胃气衰则出现身上水肿。少阳脉沉缓缺少生气，少阴脉细，男性就会小便不利，女性就会月经不通，经流通的是血，血行不畅则为发为水肿，这叫血分病。

老师说：寸口脉迟而涩，迟是因为寒，涩是因为血不足。趺阳脉微而迟，微是因为气虚，迟是因为寒。有寒邪兼气不足，则出现手足逆冷；手足逆冷则营卫不利；营卫不利，则腹满，肠鸣彼此起伏。当气机不利发展到膀胱经时，荣卫都亏耗了。阳气不通即身冷，阴气不通即骨痛。阳气先到而阴气迟迟不来，阳气不得温煦阴气而耗损，则出现恶寒；阴气先到而阳气迟迟不来，阴气不得温煦而痹阻经脉，则出现麻木不仁。阴阳协调同行，气才能正常运行，中气一旦流通转输，寒气就会消散。实证则失气多，虚证则遗尿，这叫气分病。

气分病，心下坚硬，大如盘，边如圆形的覆杯。这是由水饮引起的，用桂枝去芍药加麻辛附子汤治疗。

桂姜草枣黄辛附子汤方：桂枝 45g，生姜 45g，甘草 30g，大枣 12 枚，麻黄 30g，细辛 30g，附子 1 枚（炮）。

以上七味药加水 1400mL，先煮麻黄，去上沫，再加其他药，煮取 400mL，分 3 次温服，当患者出了汗，有虫子在皮内爬行的感觉时，就说明好了。

【配伍分析】

气分水饮病在心下，治疗适宜温化水饮，从表、从下祛水。桂枝、生姜、细辛、附子温化水饮，加麻黄从表、从下利水，甘草、大枣益气扶正。全方合力可达治疗目的。

【原文】

心下坚大如盘，边如旋盘，水饮所作，枳术汤主之。

枳术汤方：枳实七枚，白术二两。

上二味，以水五升，煮取三升，分温三服，腹中软，即当散也。

【译文】

心下坚硬，大如盘，边如圆形的覆盘。这是由水饮积聚引起的，用枳术汤治疗。

枳术汤方：枳实 7 枚，白术 30g。

以上二味药，加水 100mL，煮取 600mL，分三次温服，若腹中硬块开始变软，就是水饮慢慢散开了。

【配伍分析】

此是气虚水饮积聚，所以用白术益气利水，枳实行气利水。

【原文】

问曰：黄汗之为病，身体肿（一作重），发热，汗出而渴，状如风水，汗沾衣，色正黄如药汁，脉自沉，何从得之？师曰：以汗出入水中浴，水从汗孔入得之，宜芪芍桂酒汤主之。

黄芪芍桂苦酒汤方：黄芪五两，芍药三两，桂枝三两。

上三味，以苦酒一升，水七升，相和，煮取三升，温服一升，当心烦，服至六七日，乃解。若心烦不止者，以苦酒阻故也（一方用美酒醯代苦酒）。

【译文】

学生问道：黄汗病，身体肿（一作重），发热，汗出而渴，症状像风水，汗沾衣，色黄像药汁，一直是脉沉，是怎么得来的？老师答：这是因为出汗后到冷水中洗澡，冷水从汗孔侵入，就会得这种病，适宜用芪芍桂酒汤治疗。

黄芪芍桂苦酒汤方：黄芪 75g，芍药 45g，桂枝 45g。

以上三味药，加苦酒（醋）200mL，水 1400mL，相和，煮取 600mL, 温服 200mL, 服后患者会心烦, 服至六七日才会缓解。如果心烦不止的, 是苦酒苦涩所致（一方用美酒醯代苦酒）。

【配伍分析】

本证病机是寒湿入侵, 治疗应当温化寒湿。黄芪行气利尿; 芍药养阴利尿; 桂枝温阳化饮, 解表发汗。病在肝经, 以苦酒引药入肝, 四药合力温阳化饮祛湿, 则黄汗自消。

【原文】

黄汗之病, 两胫自冷; 假令发热, 此属历节。食已汗出, 又身常暮盗汗出者, 此劳气也, 若汗出已, 反发热者, 久久其身必甲错。发热不止者, 必生恶疮。若身重汗出已, 辄轻者, 久久必身瞤。瞤即胸中痛, 又从腰以上必汗出, 下无汗, 腰髋弛痛, 如有物在皮中状, 剧者不能食, 身疼重, 烦躁, 小便不利, 此为黄汗, 桂枝加黄芪汤主之。

桂枝加黄芪汤方: 桂枝三两, 芍药三两, 甘草二两, 生姜三两, 大枣十二枚, 黄芪二两。

上六味, 以水八升, 煮取三升, 温服一升, 须臾饮热稀粥一升余, 以助药力, 温服取微汗; 若不汗, 更服。

【译文】

黄汗病, 患者两个小腿常感冰冷; 如果出现发热, 就发展成了历节。饮食后汗出, 又常在夜晚身上出现盗汗的, 是气耗损了, 若汗出后, 反而发热的, 时间一长其身上必然出现肌肤甲错症状。发热不止者, 必生恶疮。若身重, 汗出后常感觉轻松的, 时间一长身上必然出现肌肉瞤动。肌肉瞤动是就会胸中痛, 又从腰以上出汗, 腰以下无汗, 腰髋胀满疼痛, 好像有东西在皮下撑着，疼痛剧烈者不能进食，身体既疼痛又沉重，烦躁，小便不利。这些都是黄汗病的症状，用桂枝加黄芪汤治疗。

桂枝加黄芪汤方：桂枝45g，芍药45g，甘草30g，生姜45g，大枣12枚，黄芪30g。

以上六味药，加水1600mL，煮取600mL，温服200mL，过一会，须饮热稀粥200mL以上，以助药力，温服致微微汗出；若不出汗，再服。

【配伍分析】

黄汗病是以下部受寒湿为主，兼有营卫不和，故用桂枝、芍药调营卫，合生姜则解表祛湿，加黄芪则助解表、利尿，甘草、大枣益气扶正助祛湿解表。诸药合力则从表、从下祛水湿。

本篇治疗、配伍思维总结

水气病的正虚多是气虚、阳虚，水饮宜从表、从下解，所以治疗、配伍多是益气温阳，解表利尿。

黄疸病脉证并治第十五

【原文】

寸口脉浮而缓，浮则为风，缓则为痹，痹非中风。四肢苦烦，脾色必黄，瘀热以行。

趺阳脉紧而数，数则为热，热则消谷，紧则为寒，食即为满。尺脉浮为伤肾，趺阳脉紧为伤脾。风寒相搏，食谷即眩，谷气不消，胃中苦浊，浊气下流，小便不通，阴被其寒，热流膀胱，身体尽黄，名曰谷疸。

脉沉，渴欲饮水，小便不利者，皆发黄。

腹满，舌痿黄，燥不得睡，属黄家。

谷疸之为病，寒热不食，食即头眩，心胸不安，久久发黄为谷疸，茵陈汤主之。

茵陈汤方：茵陈蒿六两，栀子十四枚，大黄二两。

上三味，以水一斗，先煮茵陈，减六升，内二味，煮取三升，去滓，分温三服，小便当利，尿如皂角汁状，色正赤，一宿腹减，黄从小便去也。

【译文】

寸口脉浮而缓，浮是因为感受了风邪，缓是因为痹阻不通。这里的痹不是风邪卒中引起的。四肢疲惫不适，肤色必定发黄。这是由瘀热妄行引起的。

跌阳脉紧而数，数是因为有热，热就会导致消谷善饥，紧是因为有寒，进食后就感觉腹部胀满。尺脉浮是因伤了肾，跌阳脉紧是因伤了脾。风寒相搏，患者进食后就感到眩晕，食物不消化，胃中就滋生浊气，浊气下流，小便不通，下腹会阴被寒邪侵袭，热邪流注膀胱，身体全部发黄，名叫谷疸。

脉象沉，口渴想饮水，小便不利的，大多会发生黄疸。

腹胀满，舌萎黄，烦燥不得入睡的，属黄疸病。

谷疸病患者，恶寒发热不想吃饭，吃了饭就感觉头眩，心胸自觉不安，时间久了身体就会发黄成谷疸，可用茵陈汤治疗。

茵陈汤方：茵陈蒿 90g，栀子 14 枚，大黄 30g。

以上三味药，加水 2000mL，先煮茵陈，煮至 800mL，再加余下二味，煮取 600mL，去滓，分三次温服。小便当通，尿如皂角汁状，色深红。一晚上腹部就会减小，是因为黄从小便排出体外了。

【配伍分析】

本病属湿热，病位在脾，适宜从下祛邪。茵陈、栀子清热利湿，大黄泻下祛湿，因势利导从大小便祛湿热之邪。

【原文】

黄疸腹满，小便不利而赤，自汗出，此为表和里实，当下之，宜大黄硝石汤。

大黄硝石汤方：大黄、黄柏、硝石各四两，栀子十五枚。

上四味，以水六升，煮取二升，去滓，内硝，更煮取一升，顿服。

【译文】

黄疸患者腹部胀满，小便不利而颜色红，有汗出。这是肌表营卫调和但内有实邪，应当用泻下法治疗，适宜用大黄硝石汤。

大黄硝石汤方：大黄、黄柏、硝石各60g，栀子15枚。

以上四味药，加水1200mL，先煮三味药煮取400mL，去滓，再加入硝石，再煮取200mL，顿服。

【配伍分析】

本证邪实在中，宜泻下。黄柏、栀子清湿热，芒硝、大黄泻下。四药从下祛湿热。

【原文】

心中懊憹而热，不能食，时欲吐，名曰酒疸。

夫病酒黄疸，必小便不利，其候心中热，足下热，是其证也。

酒黄疸，心中懊憹，或热痛，栀子大黄汤主之。

栀子大黄汤方：栀子十四枚，大黄一两，枳实五枚，豉一升。

上四味，以水六升，煮取二升，分温三服。

【译文】

心中烦闷不舒而热，不能进食，时时欲吐，名叫酒疸。

患了酒黄疸病，必定有小便不利，其证候是心中热、足下热。这是其特征症状。

酒黄疸，心中烦闷不舒，或热痛，用栀子大黄汤治疗。

栀子大黄汤方：栀子14枚，大黄15g，枳实5枚，淡豆豉200mL。

以上四味药，加水 1200mL，煮取 400mL，分三次温服。

【配伍分析】

湿热之邪宜从下祛之。栀子泻下清湿热，大黄、枳实泻下，淡豆豉除烦祛湿。四药合力使湿热之邪从下去除。

【原文】

酒黄疸者，或无热，靖言，小腹满欲吐，鼻燥，其脉浮者先吐之，沉弦者先下之。

酒疸，心中热，欲呕者，吐之愈。

酒疸下之，久久为黑疸，目青面黑，心中如啖蒜虀状，大便正黑，皮肤爪之不仁，其脉浮弱，虽黑微黄，故知之。

额上黑，微汗出，手足中热，薄暮即发，膀胱急，小便自利，名曰女劳疸，腹如水状不治。

黄疸病，茵陈五苓散主之（方见痰饮中）。

茵陈五苓散方：茵陈蒿末十分，五苓散五分。

上二物和，先食饮方寸匕，日三服。

【译文】

酒黄疸患者，有的不发热，语言清楚，小腹胀满，想呕吐，鼻孔干燥，脉浮的先用吐法治疗，脉沉弦的先用泻下法治疗。

酒疸患者，自觉胃中热，想要呕吐的，催吐后就痊愈了。

用下法治疗酒疸，时间一长就会发展成黑疸，患者目青面黑，胃中就像吃多了大蒜般难受，大便乌黑，挠抓皮肤，不觉痛痒，患者脉浮弱，虽然面黑但其中微带黄色，由此可断定是酒疸误下后形成的黑疸。

患者额上黑，微汗出，手足心热，黄昏时就开始加重，膀胱挛急，小便自利。这是女劳疸，腹如水肿状病就难治疗了。

黄疸病，可用茵陈五苓散治疗（方见痰饮中）。

茵陈五苓散方：茵陈蒿末40g，五苓散20g。

上二味药混合，每次饭前冲服一汤勺（2g），一日服三次。

【配伍分析】

茵陈清热利湿，五苓散通利小便，合力使湿热从小便去。

【原文】

阳明病，脉迟者，食难用饱，饱则发烦，头眩，小便必难，此欲作谷疸。虽下之，腹满如故，所以然者，脉迟故也。

黄疸病，小便色不变，欲自利，腹满而喘，不可除热，热除必哕，哕者，小半夏汤主之（方见消渴中）。

【译文】

阳明病，脉迟的，吃饭不能吃饱，如果吃得饱就会出现心中发烦，感到眩晕，小便必定困难，这是要发作谷疸的先兆。如果用了泻下法，患者很快腹满如故。之所以这样，是因为脉迟。

黄疸病，小便颜色不变，患者总想小便，腹部胀满而气喘，不可用清热法，若清热必定出现恶心呕吐症状，出现了，可以用小半夏汤治疗。

【配伍分析】

本证是阳虚水饮积聚中焦，治疗宜温化寒饮。小半夏汤中半夏可以温化痰饮，生姜温化水饮。二药合力可以达到温阳化饮的治疗目标。

【原文】

诸病黄家，但利其小便；假令脉浮，当以汗解之，宜桂枝加黄芪汤主之（方见水病中）。

【译文】

对各种黄疸患者，就用利小便法治疗；假如脉浮，应当用发汗法治疗，宜用桂枝加黄芪汤治疗（方见水气中）。

【配伍分析】

假令脉浮，是正气欲从表而去邪的征象，治疗应顺应这种欲解之势，以解表发汗之法治疗。故予桂枝汤调营卫以解表，黄芪补脾利尿，扶正助解表发汗。

【原文】

诸黄，腹痛而呕者，宜柴胡汤（方见呕吐中）。

【译文】

各种黄疸，出现腹痛伴恶心呕吐的，适宜用柴胡汤治疗（方见呕吐中）。

【配伍分析】

黄疸出现腹痛伴恶心呕吐，表明邪在阳明和少阳，宜从下、从表祛邪。柴胡从表推陈泻下，半夏、黄芩止呕通便，生姜解表、止呕。四药促邪从表、从下而去。人参、甘草、大枣扶正，助祛邪。

【原文】

师曰：病黄疸，发热烦喘，胸满口燥者，以病发时，火劫其汗，两热所得。然黄家所得，从湿得之。一身尽发热而黄，肚热，热在里，当下之。

黄家日晡所发热，而反恶寒，此为女劳得之。膀胱急，少腹满，身尽黄，额上黑，足下热，因作黑疸。其腹胀如水状，大便必黑，时溏，此女劳之病，非水也，腹满者难治，用硝矾散主之。

硝石矾石散方：硝石、矾石（烧）等分。

上二味，为散，以大麦粥汁和服方寸匕，日三服，病随大小便去，小便正黄，大便正黑，是候也。

【译文】

老师说：黄疸患者发热、心烦、气喘，又出现胸满口燥的，是因为发病初期用火攻的方法促其发汗，内热和外热相加所致。然而黄疸主要是因湿邪发病。患者全身发热并黄染，腹中发热，是热在里面，应当用泻下法治疗。

黄疸患者在傍晚申时发热，伴有恶寒，是女劳疸。患者膀胱拘急，少腹胀满，全身黄，额上黑，足心热，是黑疸。其腹胀如水肿状，大便必色黑，有时便溏。这是由于房事过度导致的，不是水气病，腹部胀满难治的，用硝矾散治疗。

硝石矾石散方：硝石、矾石4g（烧）。

上二味药研沫为散，每次用大麦粥冲服一小汤勺，一日服三次。病随大小便去，小便正黄，大便正黑，是其特征性症状。

【配伍分析】

上述病证病在阳明，宜向下祛邪。硝石祛瘀通下，《神农本草经》载硝石："主五脏积热，胃胀闭，涤去蓄结饮食，推陈致新，除邪气。"矾石祛湿，《神农本草经》载矾石："主治寒热泄利，白沃阴蚀，恶疮目痛，坚骨齿。"二药合力使瘀热从下而去。

【原文】

男子黄，小便自利，当与虚劳小建中汤（方见虚劳中）。

【译文】

男性黄疸，小便自利，应当用治疗虚劳的小建中汤治疗。

【配伍分析】

此黄疸的病机是脾虚，予小建中汤补虚。

【原文】

诸黄，猪膏发煎主之。

猪膏发煎方：猪膏半斤，乱发如鸡子大三枚。

上二味，和膏中煎之，发消药成，分再服，病从小便出。

【译文】

各种黄疸，可以用猪膏发煎治疗。

猪膏发煎方：猪膏120g，乱发如鸡蛋大 3 枚。

乱发和在膏中煎，发消药成，分两次服，病邪就从小便中排出。

【配伍分析】

此证是血瘀黄疸，乱发化瘀，猪膏扶正化瘀。二药合力化瘀，利尿祛黄。

【原文】

黄疸之病，当以十八日为期，治之十日以上瘥，反极为难治。

疸而渴者，其疸难治，疸而不渴者，其疸可治。发于阴部，其人必呕；阳部，其人振寒而发热也。

【译文】

黄疸病，病程当以十八天为期，治疗十天以上就会痊愈，否则就极为难治。

黄疸伴口渴的，这种情况难治，黄疸不渴的，这种情况容易治。病邪发于脏腑之里的，患者必有恶心、呕吐症状；病发于三阳经腑的，患者必定有振寒后发热的症状。

本篇治疗、配伍思维总结

利尿、退黄是治疗黄疸的常用祛邪路径。

惊悸吐衄下血胸满瘀血病脉证治第十六

【原文】

寸口脉动而弱，动即为惊，弱则为悸。

火邪者，桂枝去芍药加蜀漆牡蛎龙骨救逆汤主之。

桂枝救逆汤方：桂枝三两（去皮），甘草二两（炙），生姜三两，牡蛎五两（熬），龙骨四两，大枣十二枚，蜀漆三两（洗去腥）。

上为末，以水一斗二升，先煮蜀漆，减二升，内诸药，煮取三升，去滓，温服一升。

【译文】

寸口脉动摇不定且弱而无力，动则容易发心惊，弱则容易发心悸。

用火攻引起变证的，可用桂枝去芍药加蜀漆牡蛎龙骨救逆汤治疗。

桂枝救逆汤方：桂枝45g（去皮），甘草30g（炙），生姜45g，牡蛎70g（熬），龙骨60g，大枣12枚，蜀漆45g（洗去腥）。

把各种药物都打碎，加水2400mL，先煮蜀漆，煮至减去400mL，再加其他药物，煮取600mL，去滓，温服200mL。

【配伍分析】

火邪引起的惊悸治疗要去火、安神镇惊；但心主神明，以通为用，所以本方治疗未用苦寒直折之药，以防扼心神。用性平偏寒的牡蛎、龙骨清火，重镇安神；大枣、炙甘草养心安神；桂枝、生姜通阳助散热邪；蜀漆散结祛邪。《神农本草经》载蜀漆："治绝伤，补中，续筋骨，填髓脑，安五脏，五缓六急，风寒湿痹。"全方合力去火安神定惊。

【原文】

心下悸者，半夏麻黄丸主之。

半夏麻黄丸方：半夏、麻黄等分。

上二味，末之，炼蜜和丸，小豆大，饮服三丸，日三服。

【译文】

对心下感到悸动的患者，用半夏麻黄丸治疗。

半夏麻黄丸方：半夏、麻黄等量。

上二味药研末，炼蜜和丸如小豆大，每次温开水冲服三丸，一日服三次。

配伍分析：心下悸是有水饮，半夏化痰饮，麻黄宣肺化饮，使水从表、从下而去。

【原文】

夫酒客咳者，必致吐血，此因极饮过度所致也。

吐血不止者，柏叶汤主之。

柏叶汤方：柏叶、干姜各三两，艾三把。

上三味，以水五升，取马通汁一升，合煮，取一升，分温再服。

【译文】

嗜酒的人发生咳嗽，必致吐血，是由于饮酒过度所致。

对于吐血不止的，可用柏叶汤治疗。

柏叶汤方：柏叶、干姜各45g，艾3把。

上三味药，加水1000mL，加马通汁（马粪汁）200mL，合煮取200mL，分两次温服。

【配伍分析】

此为热性出血，故用马粪汁合煮以清热，柏叶、艾、姜均可止血，属对症治疗。《神农本草经》载干姜："主胸满咳逆上气，温中止血，止汗，逐风湿痹，肠澼，下利，生者尤良。"

【原文】

心气不足，吐血，衄血，泻心汤主之。

泻心汤方（亦治霍乱）：大黄二两，黄连一两，黄芩一两。

上三味，以水三升，煮取一升，顿服之。

【译文】

心气不足者，会表现为吐血、衄血，用泻心汤治疗。

泻心汤方（亦治霍乱）：大黄30g，黄连15g，黄芩15g。

三味药加水600mL，煮取200mL，顿服之。

【配伍分析】

此为热性出血，直接予苦寒的大黄、黄连、黄芩泻火清热止血。

【原文】

衄家不可汗，汗出必额上陷，脉紧急，直视不能眴，不得眠。

亡血不可发其表，汗出则寒栗而振。

病人面无血色，无寒热，脉沉弦者衄；浮弱，手按之绝者，下血；烦咳者，必吐血。

师曰：尺脉浮，目睛晕黄，衄未止；晕黄去，目睛慧了，知衄今止。

夫吐血，咳逆上气，其脉数而有热，不得卧者，死。

下血，先便后血，此远血也，黄土汤主之。

黄土汤方（亦主吐血衄血）：甘草、干地黄、白术、附子（炮）、阿胶、黄芩各三两，灶中黄土半斤。

上七味，以水八升，煮取三升，分温二服。

【译文】

衄血的患者不可发汗，若汗出必致额上突感紧绷不适，眼睛直视，不能正常转动，不能安眠。

失血患者不可用发汗解表法，汗出就会寒战并肌肉震颤。

患者面无血色，无恶寒发热症状，脉沉弦的就会衄血；脉浮弱，沉按脉几乎触摸不到的，会便血；频繁咳嗽的，必吐血。

老师道：迟脉变浮脉，瞳孔周围白睛黄染，表明衄血未止；黄染消除，眼睛明亮，则知道是衄血止住了。

吐血，伴咳喘、喘息急促的，其脉数而有热象，不得平卧安睡的，一般预后不佳。

大便出血，先便后血，是远血，用黄土汤治疗。

黄土汤方（亦主吐血衄血）：甘草、干地黄、白术、附子（炮）、阿胶、黄芩各45g，灶中黄土120g。

七味药，加水1600mL，煮取600mL，分两次温服。

【配伍分析】

干地黄、黄芩清热凉血止血，附子、黄土温中止血，干地黄、阿胶补血止血，白术、甘草益气止血，出血创口易感邪。

全方寒热并用，攻补兼施，祛邪止血。

【原文】

下血，先血后便，此近血也，赤小豆当归散主之（方见狐惑中）。

【译文】

大便出血，先血后便，是近血，用赤小豆当归散治疗（方见狐惑中）。

【配伍分析】

赤小豆散恶血祛邪，当归活血畅通血路，二药合力止血。

【原文】

寸口脉弦而大，弦则为减，大则为芤，减则为寒，芤则为虚，寒虚相击，此名曰革，妇人则半产漏下，男子则亡血。

病人胸满，唇痿舌青，口燥，但欲漱水，不欲咽，无寒热，脉微大来迟，腹不满，其人言我满，为有瘀血。

病者如热状，烦满，口干燥而渴，其脉反无热，此为阴状，是瘀血也，当下之。

【译文】

寸口脉弦而大，弦是脉体紧缩，大是脉搏中空而芤，紧缩是寒，中空是虚，寒虚同现，名曰革脉。女性出现革脉是因为半产或漏下，男性出现革脉是因为失血。

患者胸部胀满，唇干舌青，口燥，只想漱水，但不想吞咽，没有恶寒发热的症状，脉搏稍微偏大并往来迟缓，腹部无鼓胀，但患者感觉胀满。这是有瘀血的征象。

患者像发热的样子，心烦，胸腹胀满，口干燥而渴，但脉象无热象。这是盛热伏于阴血，是有瘀血的缘故，应当用泻下法治疗。

本篇治疗、配伍思维总结

惊悸、吐血、下血、胸满、瘀血等病是血液相关疾病，即病位在血分，治疗的关键是针对病因病机扶正或祛邪，正旺邪去，则自然血止或血行。

呕吐哕下利病脉证治第十七

【原文】

问曰：病人脉数，数为热，当消谷引食，而反吐者，何也？师曰：以发其汗，令阳微，膈气虚，脉乃数。数为客热，不能消谷，胃中虚冷故也。脉弦者，虚也，胃气无余，朝食暮吐，变为胃反。寒在于上，医反下之，今脉反弦，故名曰虚。

寸口脉微而数，微则无气，无气则荣虚，荣虚则血不足，血不足则胸中冷。

趺阳脉浮而涩，浮则为虚，涩则伤脾，脾伤则不磨，朝食暮吐，暮食朝吐，宿谷不化，名曰胃反。脉紧而涩，其病难治。

胃反呕吐者，大半夏汤主之。

大半夏汤方：半夏二升（洗完用），人参三两，白蜜一升。

上三味，以水一斗二升，和蜜扬之二百四十遍，煮取二升半，温服一升，余分再服。

【译文】

学生问道：患者脉数，数表明有热，应当出现消谷善饥、想进食的症状，却出现呕吐症状，为何？老师答：因为用了发汗解表法伤了正，导致阳气衰微，膈气虚，脉就数。数是假热，不能促进消化，而胃中虚冷是真实状态。脉弦是虚象，胃气不足，朝食暮吐，变为胃反（反胃）。寒邪在上焦，医生用泻下法治疗就会伤正，脉就弦，所以说弦紧脉是虚象。

寸口脉微而数，微表明无气（气虚），无气则荣虚，荣虚则血不足，血不足则胸中冷。

跌阳脉浮而涩，浮表明虚，涩表明伤脾，脾伤则不消化，朝食暮吐，暮食朝吐，宿谷不化，名叫胃反（反胃）。脉紧而涩，这种病治疗起来较为困难。

胃反呕吐的，用大半夏汤治疗。

大半夏汤方：半夏400mL（400g）（洗完用），人参45g，白蜜200mL。

三味药加水2400mL，和蜜扬之240遍，煮取500mL，温服200mL，剩下的分两次温服。

【配伍分析】

半夏降逆止呕化痰饮对症治疗，人参、白蜜扶正。

【原文】

呕而胸满者，茱萸汤主之。

干呕，吐涎沫，头痛者，茱萸汤主之。

茱萸汤方：吴茱萸一升，人参三两，生姜六两，大枣十二枚。

上四味，以水五升，煮取三升，温服七合，日三服。

【译文】

对呕吐而胸部胀满的，用茱萸汤治疗。

患者干呕，吐唾涎沫，且有头痛的，用茱萸汤治疗。

茱萸汤方：吴茱萸200mL，人参45g，生姜90mL，大枣

12 枚。

四味药加水 1000mL，煮取 600mL，每次温服 140mL，一日三服。

【配伍分析】

人参、生姜、大枣益气调中，生姜、吴茱萸散寒止呕。

【原文】

干呕，吐逆，吐涎沫，半夏干姜散主之。

半夏干姜散方：半夏、干姜等分。

上二味，杵为散，取方寸匕，浆水一升半，煎取七合，顿服之。

【译文】

对干呕，吐逆，吐唾涎沫的，用半夏干姜散治疗。

半夏干姜散方：半夏、干姜各等分。

上二味药捣碎为散，取约 3g，用浆水一升半，煎取七合，顿服之。

【配伍分析】

二药合力可以温中散寒降逆止呕，且干姜解半夏毒。

【原文】

呕而脉弱，小便复利，身有微热，见厥者，难治，四逆汤主之。

四逆汤方：附子一枚（生用），干姜一两半，甘草二两（炙）。

上三味，以水三升，煮取一升二合，去滓，分温再服。强人可大附子一枚，干姜三两。

【译文】

患者呕吐且脉弱，小便又通利，身有微热，出现昏厥的，难治，可以用四逆汤治疗。

四逆汤方：附子 1 枚（生用），干姜 22.5g，甘草 30g（炙）。

以上三味药，加水 600mL，煮取 240mL，去滓，分两次温服。强壮的患者可用大附子 1 枚，干姜 45g。

【配伍分析】

本证病机为气虚阳微，虚阳外浮，治疗宜回阳救逆。所以用附子、干姜回阳救逆；用甘草补充气阴，使阳有所附。

【原文】

食已即吐者，大黄甘草汤主之。

大黄甘草汤方：大黄四两，甘草二两。

上二味，以水三升，煮取一升，分温再服。

【译文】

进食后就吐的，用大黄甘草汤治疗。

大黄甘草汤方：大黄 60g，甘草 30g。

以上二味药，加水 600mL，煮取 200mL，分两次温服。

【配伍分析】

本证病机是腑气不通，治疗应该通腑降浊。故予大黄通腑降浊，甘草补中益气以防通腑太过。

【原文】

呕而发热者，小柴胡汤主之。

小柴胡汤方：柴胡半斤，黄芩三两，人参三两，甘草三两，半夏半斤，生姜三两，大枣十二枚。

上七味，以水一斗二升，煮取六升，去滓，再煎取三升，温服一升，日三服。

【译文】

呕吐且发热者，用小柴胡汤治疗。

小柴胡汤方：柴胡 120g，黄芩 45g，人参 45g，甘草 45g，半夏 120g，生姜 45g，大枣 12 枚。

以上七味药，加水 2400mL，煮取 1200mL，去滓，再煎取 600mL，一次温服 200mL，一日三服。

【配伍分析】

呕为邪在胃肠，发热为邪在表，治疗宜通腑解表。柴胡既解表清热又通腑，和黄芩、半夏、生姜合用解表清热，止呕通腑，人参、甘草、大枣益气补中。

【原文】

吐后，渴欲得水而贪饮者，文蛤汤主之；兼主微风，脉紧，头痛。

文蛤汤方：文蛤五两，麻黄、甘草、生姜各三两，石膏五两，杏仁五十枚，大枣十二枚。

上七味，以水六升，煮取二升，温服一升，汗出即愈。

【译文】

呕吐后，口渴想要饮水且贪饮不止的，用文蛤汤治疗。本方还兼治微感风寒引起的脉紧、头痛。

文蛤汤方：文蛤 75g，麻黄、甘草、生姜各 45g，石膏 75g，杏仁 50 枚（约 25g），大枣 12 枚。

上七味，以水六升，煮取二升，温服一升，汗出即愈。

【配伍分析】

呕吐阴伤，贪饮表明兼有实热，故重用文蛤、石膏养阴清热，本是风寒表证，误用吐法，故用麻黄、生姜解未解之表寒，甘草、杏仁、大枣益气补肺。文蛤俗称花蚬子，与牡蛎同类，属海生贝壳类，功效为养阴清热。

【原文】

呕而肠鸣，心下痞者，半夏泻心汤主之。

半夏泻心汤方：半夏半升（洗），黄芩、干姜、人参各三两，黄连一两，大枣十二枚，甘草三两（炙）。

上七味，以水一斗，煮取六升，去滓，再煮取三升，温服一升，日三服。

【译文】

呕吐且肠鸣，心下痞满不通的，用半夏泻心汤治疗。

半夏泻心汤方：半夏100mL（100g）（洗），黄芩、干姜、人参各45g，黄连15g，大枣12枚，甘草45g（炙）。

以上七味药，加水2000mL，煮取1200mL，去滓，再煮取600mL，温服200mL，一日三服。

【配伍分析】

痞满是由于痰浊阻滞、中焦升降失常，所以予半夏、干姜、黄芩、黄连，寒热并投，化痰消痞祛湿，以通中焦；大枣、甘草、人参扶正。全方寒热并投，止呕消痞。

【原文】

干呕而利者，黄芩加半夏生姜汤主之。

黄芩加半夏生姜汤方：黄芩三两，甘草二两（炙），芍药二两，半夏半升，生姜三两，大枣十二枚。

上六味，以水一斗，煮取三升，去滓，温服一升，日再，夜一服。

【译文】

干呕并腹泻者，用黄芩加半夏生姜汤治疗。

黄芩加半夏生姜汤方：黄芩45g，甘草30g（炙），芍药30g，半夏100mL，生姜45g，大枣12枚。

以上六味药，加水2000mL，煮取600mL，去滓，每次温服200mL，白天服两次，夜间服一次。

【配伍分析】

干呕并腹泻表明胃肠有邪需要祛除，黄芩、半夏、生姜寒热并用以祛邪，甘草、芍药、大枣养气阴，邪去正旺，症状自然消除。

【原文】

先呕却渴者，此为欲解；先渴却呕者，为水停心下，此属饮家；呕家本渴，今反不渴者，以心下有支饮故也，此属支饮。

诸呕吐，谷不得下者，小半夏汤主之（方见痰饮中）。

【译文】

先出现呕吐后出现口渴的，是病情要缓解的表现；先出现口渴，喝了水却呕吐的，是水饮停积心下，这是水饮病；呕吐后就应该感到口渴，反而不渴的，是因为胃部有支饮的缘故，此属支饮。

各种呕吐，如果患者吃不下饭，可用小半夏汤治疗（方见痰饮中）。

【配伍分析】

水停心下，需要温化痰饮，小半夏汤中半夏化痰祛饮治心下坚，生姜温阳化饮。二药合力温化痰饮，对症治疗。

【原文】

病人胸中似喘不喘，似呕不呕，似哕不哕，彻心中愦愦然无奈者，生姜半夏汤主之。

生姜半夏汤方：半夏半升，生姜汁一升。

上二味，以水三升，煮半夏，取二升，内生姜汁，煮取一升半，小冷，分四服，日三夜一服。止，停后服。

【译文】

患者胸中似喘又不像喘，似呕却又无声无物，似哕却又不连连作哕，整个胃部自觉烦乱不舒却又无可奈何者，用生姜半夏汤治疗。

生姜半夏汤方：半夏100mL（100g），生姜汁200mL。

以上二味药，加水600mL，煮半夏煮取400mL，再加入生姜汁，煮取300mL，放到微凉，分四次服，白天三次夜间一次。一旦症状消除，就停服后面的药。

【配伍分析】

病机是痰湿郁结心下，以半夏化痰散结，生姜散寒湿。

【原文】

呕吐而病在膈上，后思水者，解，急与之。思水者，猪苓散主之。

猪苓散方：猪苓、茯苓、白术各等分。

上三味，杵为散，饮服方寸匕，日三服。

【译文】

呕吐且病位在膈上，呕吐后想喝水的，是病要缓解的征兆，应该立即让其饮水。没有呕吐，只是想喝水的，用猪苓散治疗。

猪苓散方：猪苓、茯苓、白术各等分。

以上三味，杵成散，每次温水冲服 3g 左右，一日服三次。

【配伍分析】

思水为津液不布，不吐饮邪未去，所以予白术益气健脾化饮，猪苓、茯苓利水去饮。

【原文】

胃反，吐而渴欲饮水者，茯苓泽泻汤主之。

茯苓泽泻汤方：茯苓半斤，泽泻四两，甘草二两，桂枝二两，白术三两，生姜四两。

上六味，以水一斗，煮取三升，内泽泻，再煮取二升半，温服八合，日三服。

【译文】

反胃、呕吐、口渴，想饮水的，用茯苓泽泻汤治疗。

茯苓泽泻汤方：茯苓 120g，泽泻 60g，甘草 30g，桂枝 30g，白术 45g，生姜 60g。

以上六味药，加水 2000mL，先煎煮五种药煮取 600mL，再加入泽泻，再煮取 500mL，一次温服 160mL，一日三服。

【配伍分析】

脾胃气虚导致水湿不化，治疗宜益气化饮。甘草、白术益气健脾；桂枝、生姜温阳化饮；茯苓、泽泻利水。诸药合力可达到益气温阳化饮目的。

【原文】

夫呕家有痈脓，不可治呕，脓尽自愈。

病人欲吐者，不可下之。

干呕，哕，若手足厥者，橘皮汤主之。

橘皮汤方：橘皮四两，生姜半斤。

上二味，以水七升，煮取三升，温服一升，下咽即愈。

【译文】

患者素有呕吐，如果内生痈脓，不可一概治呕，脓尽则能自愈。

患者想要呕吐，不可用泻下法治疗。

患者干呕而呃逆，如果手足厥冷，用橘皮汤治疗。

橘皮汤方：橘皮60g，生姜120g。

以上二味药，用水1400mL，煮取600mL，温服200mL，只要喝下去就可以缓解。

【配伍分析】

本证属于寒呕，予生姜散寒止呕，橘皮降逆止呕。

【原文】

哕逆者，橘皮竹茹汤主之。

橘皮竹茹汤方：橘皮二升，竹茹二升，大枣三十枚，生姜半斤，甘草五两，人参一两。

上六味，以水一斗，煮取三升，温服一升，日三服。

【译文】

患有呃逆者，用橘皮竹茹汤治疗。

橘皮竹茹汤方：橘皮 400mL，竹茹 400mL，大枣 30 枚，生姜 120g，甘草 75g，人参 15g。

以上六味药，加水 2000mL，煮取 600mL，温服 200mL，一日三服。

【配伍分析】

热呕，加竹茹，与橘皮、生姜一同止呕；大枣、甘草、人参益气建中。

【原文】

下利清谷，不可攻其表，汗出必胀满。

下利腹胀满，身体疼痛者，先温其里，乃攻其表。温里宜四逆汤，攻表宜桂枝汤。

四逆汤方（见上）。

桂枝汤方：桂枝三两（去皮），芍药三两，甘草二两（炙），生姜三两，大枣十二枚。

上五味，㕮咀，以水七升，微火煮取三升，去滓，适寒温服一升，服已，须臾啜稀粥一升，以助药力，温覆令一时许，遍身漐漐，微似有汗者益佳，不可令如水淋漓。若一服汗出病差，停后服。

【译文】

大便水样清稀，不可用解表法，如果汗出，必定出现腹部胀满。

腹泻、腹胀满、身体疼痛者，要先用温里法，再用解表法。温里宜用四逆汤，攻表直用桂枝汤。

四逆汤方（见上）。

桂枝汤方：桂枝 45g（去皮），芍药 45g，甘草 30g（炙），生姜45g，大枣12枚。

以上五味，捣碎，加水1400mL，微火煮取600mL，去滓，温度恰好时服200mL，服后一小会，喝稀粥200mL，以助药力，盖暖两小时左右，浑身潮热好像微微有汗的效果更好，不可汗出如水淋漓。如果服一次就汗出病愈，后面的药就不要服了。

【配伍分析】

四逆汤可直接温里，里温水样便自除。桂枝汤中桂枝、生姜解表，芍药、甘草、大枣扶正。

【原文】

下利脉沉而迟，其人面少赤，身有微热，下利清谷者，必郁冒，汗出而解，病人必微厥，所以然者，其面戴阳，下虚故也。

下利清谷，里寒外热，汗出而厥者，通脉四逆汤主之。

通脉四逆汤：附子大者一枚（生用），干姜三两（强人可四两），甘草二两（炙）。

上三味，以水三升，煮取一升二合，去滓，分温再服。

【译文】

腹泻脉沉而迟，患者面部稍微发红，身有微热，腹泻水样便者，必是感冒，汗出了病情就可缓解，患者必然有轻微的四肢厥冷。之所以出现这种现象，其面部发红是因为肝肾阴虚，虚阳上越，阴不敛阳的缘故。

下利清谷，里有真寒，外有假热，汗出而手足厥冷者，用通脉四逆汤治疗。

通脉四逆汤：附子大者1枚（生用），干姜45g（强壮的人可 60g），甘草 30g（炙）。

以上三味药，加水 600mL，煮取 240mL，去滓，分两次温服。

【配伍分析】

厥为阴阳不通，内寒盛格阳于外，附子、干姜温中散寒湿，甘草解毒益气温中，内寒散了，诸症自然解除。

【原文】

下利，三部脉皆平，按之心下坚者，急下之，宜大承气汤。大承气汤方（见痉病中）。

【译文】

腹泻，三部脉皆平，心下触按坚硬的，立即用泻下法，宜用大承气汤。

大承气汤方（见痉病中）。

【配伍分析】

下利为伤食泄，非外感之邪，无明显寒热变化，心下坚为食积于内，用大承气汤因势利导，向下祛邪。

【原文】

下利，脉迟而滑者，实也，利未欲止，急下之，宜大承气汤。

【译文】

腹泻，脉象迟而滑的，是实证，大便以后还有想大便的感觉，应该立即予泻下的方法治疗，适合用大承气汤。

【配伍分析】

此为寒实，利未止，邪未排尽，并有继续排出之势，所以用大承气汤因势利导，继续祛邪。

【原文】

下利，脉反滑者，当有所去，下乃愈，宜大承气汤。

【译文】

腹泻，但反而出现滑脉，应当是有邪气待祛除，用下法可以治愈，适宜应用大承气汤治疗。

【配伍分析】

脉反滑为体内有实邪，宜用大承气汤因势利导继续向下。

【原文】

下利谵语者，有燥屎也，小承气汤主之。

小承气汤方：大黄四两，厚朴二两（炙），枳实大者三枚（炙）。

上三味，以水四升，煮取一升二合，去滓，分温二服。（得利则止。）

【译文】

腹泻伴胡言乱语者，是有燥屎在内，邪未尽而津液已伤，宜用小承气汤治疗。

小承气汤方：大黄60g，厚朴30g（炙），枳实大者3枚（炙）。

以上三味药，加水800mL，煮取240mL，去滓，分两次温服，大便畅通则不再继续服用。

【配伍分析】

邪未尽津液已伤，予大承气恐泻下太过加重阴伤，所以用小承气汤。

【原文】

下利气者,当利其小便。

气利,诃梨勒散主之。

诃梨勒散方:诃梨勒十枚(煨)。

上一味为散,粥饮和,顿服。

【译文】

腹泻伴矢气多的,当利其小便。

矢气和大便俱下的,用诃梨勒散治疗。

诃梨勒散方:诃子10枚(煨)。

单独一味做成散,用粥饮混合,顿服。

【配伍分析】

气利是气虚失固,需用固肠止泻之法对症治疗,故用诃子。

【原文】

下利后,更烦,按之心下濡者,为虚烦也,栀子豉汤主之。

栀子豉汤:栀子十四枚,香豉四合(绵裹)。

上二味,以水四升,先煮栀子,得二升半,内豉,煮取一升半,去滓,分二服,温进一服,得吐则止。

【译文】

患者腹泻后,感觉较之前更烦,用手按心下部位柔软的,是虚烦,用栀子豉汤治疗。

栀子豉汤:栀子14枚,香豉80mL(绵裹)。

以上二味药,加水800mL,先煮栀子,煮得500mL,加香豉，煮取 300mL，去滓，分两次服，温服一次，如果服后呕吐出痰浊，就不用再继续服药。

【配伍分析】

本证病机是正虚有痰浊，予栀子清热祛痰，香豉化寒湿，寒热并用，祛痰湿除烦。得吐则表明邪去，随后只需饮食调养就可，所以不需要继续服用。

【原文】

热利下重者，白头翁汤主之。

白头翁汤方：白头翁二两，黄连三两，黄柏三两，秦皮三两。

上四味，以水七升，煮取二升，去滓，温服一升。不愈，更服。

【译文】

热利感觉里急后重的，用白头翁汤治疗。

白头翁汤方：白头翁 30g，黄连 45g，黄柏 45g，秦皮 45g。

以上四味药，加水 1400mL，煮取 400mL，去滓，温服 200mL。不愈，再服。

【配伍分析】

湿热之痢，治疗重点要清湿热。全方四味药清湿热，既是辨证治疗也是对症治疗。

【原文】

下利已差，至其年月日时复发者，以病不尽故也，当下之，宜大承气汤。

大承气汤方（见痉病中）。

【译文】

原本患有的腹泻已经痊愈，至每年某个时间就复发者，是因为病邪未祛尽，当用泻下法治疗，宜用大承气汤。

大承气汤方（见痉病中）。

【配伍分析】

积邪残留，必下尽方愈，故用大承气汤。

【原文】

下利便脓血者，桃花汤主之。

桃花汤方：赤石脂一斤（一半锉，一半筛末），干姜一两，粳米一升。

上三味，以水七升，煮米令熟，去滓，温七合，内赤石脂末方寸匕，日三服，若一服愈，余勿服。

【译文】

腹泻便有脓血者，用桃花汤治疗。

桃花汤方：赤石脂240g（一半锉，一半筛末），干姜15g，粳米200mL（200g）。

以上三味，加水1400mL，煮干姜和米，等到大米熟了，去滓，温服140mL，同时冲服赤石脂末3g左右，一日三服，如果一服就痊愈了，余下的就不要服了。

【配伍分析】

本证病机是气虚、寒湿伤脾，治疗应益气祛寒湿。干姜温中祛寒湿，粳米温中益气，赤石脂温中、止泻。三药合力可以益气，祛寒湿，止泻。

【原文】

下利脉沉弦者，下重；脉大者，为未止；脉微弱数者，为欲自止；虽发热不死。

下利有微热而渴，脉弱者，今自愈。

下利脉数，有微热汗出，今自愈；设脉紧为未解。

下利脉数而渴者，今自愈；设不差，必清脓血，以有热故也。

下利脉反弦，发热身汗者，自愈。

夫六腑气绝于外者，手足寒，上气脚缩；五脏气绝于内者，利不禁，下甚者，手足不仁。

下利手足厥冷，无脉者，灸之不温，若脉不还，反微喘者，死。少阴负趺阳者，为顺也。

下利后脉绝，手足厥冷，晬时脉还，手足温者生，脉不还者死。

【译文】

腹泻脉沉弦者，会出现里急后重；脉大者，为未好转；脉微弱数者，是要自愈的征兆，虽然发热，但病情浅。

腹泻有微热且感到口渴，脉弱的，是要自愈了。

腹泻脉数，有微热，汗出，是要自愈了；如果脉紧，表明还没有缓解。

腹泻脉数而口渴者，是要自愈；如果没有自愈，必定会便出脓血，是因为有内热的缘故。

腹泻出现弦脉，发热，身上出汗，是要自愈的征象。

六腑的气虚衰于外的，会出现手足寒，气上冲，脚挛缩；五脏的气虚衰于内的，腹泻止不住，腹泻严重的，手足会麻木不仁。

腹泻手足厥冷，无脉的，用灸法也无法转温的；若脉不出现，反而出现微喘的，病情危重。少阴脉弱于趺阳脉，是顺证。

腹泻后脉绝，手足厥冷，过了一昼夜脉又出现了，手足变温者，预后较好，脉不复出现的，预后不佳。

本篇治疗、配伍思维总结

呕吐、哕、下利是病证，也是机体祛邪外出的反应性症状，如果症状是由邪气引起，治疗应顺应这个趋势祛邪，邪去自安。

疮痈肠痈浸淫病脉证并治第十八

【原文】

诸浮数脉，应当发热，而反洒淅恶寒，若有痛处，当发其痈。师曰：诸痈肿，欲知有脓无脓，以手掩肿上，热者为有脓，不热者为无脓。

肠痈者，少腹肿痞，按之即痛，如淋，小便自调，时时发热，自汗出，复恶寒。其脉迟紧者，脓未成，可下之，当有血。脉洪数者，脓已成，不可下也。大黄牡丹汤主之。

大黄牡丹汤方：大黄四两，牡丹一两，桃仁五十个，瓜子半升，芒硝三合。

上五味，以水六升，煮取一升，去滓，内芒硝，再煎沸，顿服之，有脓当下；如无脓，当下血。

【译文】

出现浮数脉的患者，应当发热，如果不发热反而出现全身拘紧恶寒，有某处疼痛的，痛处应当发生痈肿。老师道：各种痈肿，要想知道有脓无脓，用手捂在痈肿之上，感觉到热感的有脓，感觉不到热感的无脓。

肠痈患者少腹有肿块，按之即痛，像淋证，小便频数，时时发热，发热则汗出，汗出后又恶寒。脉象迟紧的，脓未成，可用泻下法治疗，应当有血。脉象洪数的，脓已成，不可用泻下法治疗。泻下用大黄牡丹汤。

大黄牡丹汤方：大黄60g，牡丹15g，桃仁50个（25g），冬瓜仁100mL，芒硝60mL（38g）。

以上五味药，加水1200mL，煮取200mL，去滓，加芒硝，再煎沸，顿服，有脓当泻下；如无脓，当下血。

【配伍分析】

脓未成，可下湿热瘀积之邪，邪入血分不可下。桃仁破积活血，冬瓜仁润肠通便，大黄、牡丹皮、芒硝破积消痈泻下。全方泻下肠中积邪。

【原文】

肠痈之为病，其身甲错，腹皮急，按之濡，如肿状，腹无积聚，身无热，脉数，此为腹内有痈脓，薏苡附子败酱散主之。

薏苡附子败酱散方：薏苡仁十分，附子二分，败酱五分。

上三味，杵为末，取方寸匕，以水二升，煎减半，顿服，小便当下。

【译文】

肠痈患者肌肤甲错，腹皮坚紧绷急，按之柔软，像肿起的样子，腹内摸不到明显肿块，全身无发热症状，脉数，这是腹内有痈脓所致，用薏苡附子败酱散治疗。

薏苡附子败酱散方：薏苡仁40g，附子8g，败酱草20g。

以上三味药，捣碎成末，取4g，加水200mL，煎减半，顿服，服后会解小便排邪。

【配伍分析】

附子破积排脓，《神农本草经》载附子："主风寒咳逆邪气，温中，金疮，破癥坚积聚，血瘕，寒湿痿躄，拘挛，膝痛不能行步。"薏苡仁泻下排脓；败酱祛邪解毒排脓。全方合力可以向下排出瘀积之脓肿。

【原文】

问曰：寸口脉浮微而涩，然当亡血，若汗出，设不汗者云何？答曰：若身有疮，被刀斧所伤，亡血故也。

病金疮，王不留行散主之。

王不留行散方：王不留行十分（八月八日采），蒴藋细叶十分（七月七日来），桑东南根（白皮十分，三月三日采），甘草十八分，川椒三分（除目及闭口者，去汗），黄芩二分，干姜二分，芍药、厚朴各二分。

上九味，桑根皮以上三味，烧灰存性，勿令灰过，各别杵筛，合治之为散，服方寸匕，小疮即粉之，大疮但服之，产后亦可服。如风寒，桑东根勿取之。前三物皆阴干百日。

【译文】

学生问：寸口脉浮微而涩，应当是失血或者出汗过多后的症状，假使不是出汗引起的，会有哪些情况出现这种脉象？老师答：如果身上生疮，或被刀斧所伤，就会导致失血，出现这种脉象。

生疮或创伤，用王不留行散治疗。

王不留行散方：王不留行40g（八月八日采），蒴藋细叶（接骨木）40g（七月七日来），桑东南根（桑白皮）40g（三月三日采），甘草72g，川椒12g（除去椒目及闭口者，发汗制后），黄芩8g，干姜8g，芍药、厚朴各8g。

以上九味药，桑白皮以上三味烧灰存性，不要烧得太过，分别捣碎、过筛，合在一起制成散，服3g左右。小疮即撒药粉于创口，大疮就口服，产后亦可服。如感风寒，不用桑白皮。前三味药皆阴干百日。

【配伍分析】

王不留行止血止痛，蒴藋细叶接骨止痛，桑白皮续脉止痛，厚朴活血行气止痛，黄芩祛湿热，川椒、干姜祛寒湿，甘草调和诸药。全方祛湿止血生肌，愈合创口。

【原文】

排脓散方：枳实十六枚，芍药六分，桔梗二分。

上三味，杵为散，取鸡子黄一枚，以药散与鸡黄相等，揉和令相得，饮和服之，日一服。

【译文】

排脓散方：枳实16枚，芍药24g，桔梗8g。

以上三味药，捣碎为散，取鸡蛋黄一枚，以药散与鸡黄相等，揉和令相互混匀，一起冲服，一日一服。

【配伍分析】

枳实行气排脓，芍药活血排脓，桔梗排脓。

【原文】

排脓汤方：甘草二两，桔梗三两，生姜一两，大枣十枚。

上四味，以水三升，煮取一升，温服五合，日再服。

【译文】

排脓汤方：甘草30g，桔梗45g，生姜15g，大枣10枚。

以上四味药，加水600mL，煮取200mL，温服100mL，一日服两次。

【配伍分析】

桔梗排脓，甘草、生姜、大枣益气扶正助排脓。

【原文】

浸淫疮，从口流向四肢者，可治；从四肢流来入口者，不可治。

浸淫疮，黄连粉主之。

【译文】

浸淫疮患者从口部向四肢发展的，可以治疗；从四肢向口部发展的，不容易治疗。

浸淫疮，用黄连粉治疗。

【配伍分析】

本方应用时是将黄连研成粉末直接撒在疮面上，黄连粉清热燥湿解毒，直接收涩创口。

本篇治疗、配伍思维总结

疮痈肠痈浸淫病的基本治疗思路是祛邪排毒。

跌蹶手指臂肿转筋阴狐疝
蛔虫病脉证治第十九

【原文】

师曰：病跌蹶，其人但能前，不能却，刺腨入二寸，此太阳经伤也。

病人常以手指臂肿动，此人身体瞤瞤者，藜芦甘草汤主之。

藜芦甘草汤（方未见）。

【译文】

老师道：跌蹶病患者可以向前走却不能向后退，可以用针刺法刺入小腿腨部二寸治疗，因为这是由太阳经受伤引起的。

患者常出现手指、上肢浮肿颤动，身体也会不由自主地抽动或颤动，用藜芦甘草汤治疗。

藜芦甘草汤方（未见）。

【配伍分析】

本病类似于现代的帕金森综合征，病机为肝风痰浊。藜芦甘草汤应该以藜芦、甘草为主药。藜芦催吐祛痰，《神农本草经》载藜芦："主蛊毒，咳逆，泄痢肠澼，头疡疥瘙恶疮，杀诸虫毒，去死肌。"甘草益气补脾、缓肝急，就可以息肝风。

二药合力则祛痰、平肝。

【原文】

转筋之为病，其人臂脚直，脉上下行，微弦。转筋入腹者，鸡屎白散主之。

鸡屎白散方：鸡屎白。

上一味，为散，取方寸匕，以水六合，和，温服。

【译文】

转筋发病，患者上肢或下肢强直，脉象波动较快，微弦。转筋牵引到腹部的，可用鸡屎白散治疗。

鸡屎白散方：鸡屎白。

用此一味药制成散，取3g，用水120mL，兑一下温服。

【配伍分析】

转筋是因湿邪作祟，鸡屎白可以化滞消积，祛湿化浊，用之可以领浊下祛，湿邪祛尽转筋自愈。可以用蚕沙替代。

【原文】

阴狐疝气者，偏有小大，时时上下，蜘蛛散主之。

蜘蛛散方：蜘蛛十四枚（熬焦），桂枝半两。

上二味，为散，取八分一匕，饮和服，日再服。蜜丸亦可。

【译文】

阴狐疝气患者睾丸一边大一边小，经常出入于阴囊与小腹，可用蜘蛛散治疗。

蜘蛛散方：蜘蛛14枚（熬焦），桂枝7.5g。

以上二味药制成散，取1g，温水兑和服下，一日服二次。

蜜丸亦可。

【配伍分析】

阴狐疝气是下焦有邪，治疗宜向下祛之。桂枝通脉，蜘蛛泻下焦邪气。二药合力向下祛邪。

【原文】

问曰：病腹痛有虫，其脉何以别之？师曰：腹中痛，其脉当沉，若弦，反洪大，故有蛔虫。蛔虫之为病，令人吐涎，心痛，发作有时，毒药不止，甘草粉蜜汤主之。

甘草粉蜜汤方：甘草二两，粉一两，蜜四两。

上三味，以水三升，先煮甘草，取二升，去滓，内粉、蜜，搅令和，煎如薄粥，温服一升，差即止。

【译文】

学生问：腹痛有寄生虫，从脉象上如何甄别？老师答：单纯腹中痛，其脉当沉，如果弦，且洪大，就是有蛔虫。蛔虫为病，吐涎，心痛发作有时，普通药物不能缓解，用甘草粉蜜汤治疗。

甘草粉蜜汤方：甘草30g，铅粉15g，蜜60g。

以上三味药，加水600mL，先煮甘草，煮取400mL，去滓，加铅粉、蜜，搅匀，煎煮至如稀粥，温服200mL，疼痛消除就不再服用。

【配伍分析】

铅粉杀虫，但有毒，配以甘草和蜜解毒、扶正。

【原文】

蛔厥者，当吐蛔，今病者静而复时烦，此为脏寒，蛔上入膈，故烦，须臾复止，得食而呕，又烦者，蛔闻食臭出，其人常自吐蛔。蛔厥者，乌梅丸主之。

乌梅丸方：乌梅三百枚，细辛六两，干姜十两，黄连一斤，当归四两，附子六两（炮），川椒四两（去汗），桂枝六两，人参六两，黄柏六两。

上十味，异捣筛，合治之，以苦酒渍乌梅一宿，去核，蒸之五升米下，饭熟捣成泥，和药令相得，内臼中，与蜜杵二千下，丸如梧子大，先食，饮服十丸，三服，稍加至二十丸。禁生冷滑臭等食。

【译文】

蛔厥患者会吐出蛔虫，现在患者时而安静时而烦躁，是因为脏有寒，蛔虫上入膈扰动就发作烦燥，过一会不扰动就安静，患者吃了饭就呕吐，又发作烦躁的，是因为蛔虫闻到食物气味爬出，患者会自己吐出蛔虫。蛔厥病，用乌梅丸治疗。

乌梅丸方：乌梅 300 枚，细辛 90g，干姜 150g，黄连 240g，当归 60g，附子 90g（炮），川椒 60g（去汗），桂枝 90g，人参 90g，黄柏 90g。

以上十味药，分别捣碎、过筛，最后合在一起用于治疗；用醋渍乌梅一夜，去核，放在五升米之下同蒸，饭熟后取出乌梅捣成泥，和其他药混合，放在石臼中，加蜜一起，捣杵两千下，制成丸如梧子大，饭前温水冲服十丸，一日三服，可以慢慢加至二十丸。禁生、冷、滑、臭等食物。

【配伍分析】

阴阳不通则为厥，细辛、干姜、川椒、附子、桂枝通阳；黄柏、黄连清热解毒；人参、乌梅益气养阴，虫遇乌梅之酸则伏，就可以排下；当归、桂枝通脉。全方重用酸药以下虫，寒温并投沟通阴阳以治厥。

本篇治疗、配伍思维总结

本篇的基本治疗、配伍思维是扶正祛邪，特殊邪气就用针对性祛邪药。

妇人妊娠病脉证并治第二十

【原文】

师曰：妇人得平脉、阴脉小弱，其人渴，不能食，无寒热，名妊娠，桂枝汤主之（方见利中）。于法六十日当有此证，设有医治逆者，却一月，加吐下者，则绝之。

妇人宿有癥病，经断未及三月，而得漏下不止，胎动在脐上者，为癥痼害。妊娠六月动者，前三月经水利时，胎也。下血者，后断三月，衃也。所以血不止者，其癥不去故也。当下其癥，桂枝茯苓丸主之。

桂枝茯苓丸方：桂枝、茯苓、牡丹（去心）、桃仁（去皮尖，熬）、芍药各等分。

上五味末之，炼蜜和丸，如兔屎大，每日食前服一丸。不知，加至三丸。

【译文】

老师说：妇人的脉基本是正常脉，但寸部脉小弱，患者口渴，不想吃饭，无寒热症状，是妊娠之象，用桂枝汤治疗（方见利中）。按规律，妊娠六十日当有此证，假设医生治疗不当，治疗了一个月，再用吐法或泻下法，就会堕胎了。

妇人一向有癥病，月经断了不到三个月，又出现漏下不止，胎动在脐上的，是癥或积引起的。在妊娠六个月时候还有胎动不安，前三月月经正常来的，是胎动；三个月月经不能正常来，现在突然漏下不止的，是体内有坏血（衃）。所以血漏不止者，是因为积聚的血（癥）未去除的缘故。治疗应当祛邪下其癥，用桂枝茯苓丸治疗。

桂枝茯苓丸方：桂枝、茯苓、牡丹（去心）、桃仁（去皮尖，熬）、芍药各等分。

上五味药研成末，炼蜜和丸，如兔屎大，每日饭前服一丸。若未见效，加至三丸。

【配伍分析】

癥为有瘀血，桃仁、牡丹皮活血，桂枝通阳通瘀，茯苓去因瘀而成之水湿，合桂枝通脉。

【原文】

妇人怀娠六七月，脉弦发热，其胎愈胀，腹痛恶寒者，少腹如扇，所以然者，子脏开故也，当以附子汤温其脏（方未见）。

【译文】

妇人怀孕六七个月，脉弦发热，其愈发感觉胎儿过大超过腹部，腹痛恶寒，小腹感觉像扇子扇风那样寒气冷入骨。这是因为子宫因虚失去封故能力，应当用附子汤温其子宫（方未见）。

【配伍分析】

本证未见全方，但可知本证是气血亏虚致风寒侵入所致，所以治疗要散风寒治标，补气血之本，用附子可以散风寒治标。

【原文】

妇人怀娠，腹中疞痛，当归芍药散主之。

当归芍药散方：当归三两，芍药一斤，茯苓四两，白术四两，泽泻半斤，芎䓖半斤（一作三两）。

上六味，杵为散，取方寸匕，酒和，日三服。

【译文】

妇人妊娠，腹中很疼痛，用当归芍药散治疗。

当归芍药散方：当归45，芍药240g，茯苓60g，白术60g，泽泻120g，川芎120g（一作45g）。

以上六味药，捣碎成散，每次取3g，用酒调和服下，一日三服。

【配伍分析】

芍药补血补阴缓急止痛，当归、川芎、白术、茯苓、泽泻活血，补气，行气祛湿。

【原文】

师曰：妇人有漏下者，有半产后因续下血都不绝者，有妊娠下血者，假令妊娠腹中痛，为胞阻，胶艾汤主之。

芎归胶艾汤方（一方加干姜一两，胡氏治妇人胞动，无干姜）：芎䓖二两，阿胶二两，甘草二两，艾叶三两，当归三两，芍药四两，干地黄四两。

上七味，以水五升，清酒三升，合煮取三升，去滓，内胶，令消尽，温服一升，日三服。不差，更作。

【译文】

老师说：妇人患有漏下病的，有半产后总是出血淋漓不尽的，有妊娠期间出血的，假使是妊娠期腹中痛，叫胞阻，用胶艾汤治疗。

芎归胶艾汤方（一方加干姜一两，胡氏治妇人胞动，无干姜）：川芎 30g，阿胶 30g，甘草 30g，艾叶 45g，当归 45g，芍药 60g，干地黄（根据病情定量）。

上七味药，加水 1000mL，清酒 600mL，合煮取 600mL，去滓，加入阿胶，令其完全溶解，温服 200mL，一日三服。未愈，再服用一剂。

【配伍分析】

阿胶、艾叶止血安胎，甘草、当归、芍药、干地黄补气血，和血止痛，补肾安胎。

【原文】

妊娠呕吐不止，干姜人参半夏丸主之。

干姜人参半夏丸方：干姜一两，人参一两，半夏二两。

上三味，末之，以生姜汁糊为丸，如梧子大，饮服十丸，日三服。

【译文】

妊娠女性呕吐不止，用干姜人参半夏丸治疗。

干姜人参半夏丸方：干姜 15g，人参 15g，半夏 30g。

以上三味药，研成末，用生姜汁调糊为丸，如梧子大，每次温水冲服 10 丸，一日三服。

【配伍分析】

本证病机是气虚痰湿，治疗应该益气温化痰湿。人参补气，干姜温中化湿止呕，半夏化痰降逆止呕。三药合力则益气化痰湿、止呕。

【原文】

妊娠小便难，饮食如故，归母苦参丸主之。

当归贝母苦参丸方（男子加滑石半两）：当归、贝母、苦参各四两。

上三味，末之，炼蜜丸如小豆大，饮服三丸，加至十丸。

【译文】

妊娠女性小便排出困难，饮食正常的，用归母苦参丸治疗。

当归贝母苦参丸方（男子加滑石7.5g）：当归、贝母、苦参各60g。

以上三味药，研成末，炼蜜丸如小豆大，每次温水冲服3丸，可以加至10丸。

【配伍分析】

贝母清热利尿，同时宣肺调畅气机可达提壶揭盖之效；苦参清热利尿；当归化瘀利尿。三药合力可以重通小便。

【原文】

妊娠有水气，身重，小便不利，洒淅恶寒，起即头眩，葵子茯苓散主之。

葵子茯苓散方：葵子一斤，茯苓三两。

上二味，杵为散，饮服方寸匕，日三服，小便利则愈。

【译文】

妊娠女性有水气内停，身体沉重，小便不通畅，怕冷恶寒，站起即感头眩，用葵子茯苓散治疗。

葵子茯苓散方：天葵子240g，茯苓45g。

以上二味药，捣碎为散，每次温开水冲服 3g，一日三服，小便通畅了就痊愈了。

【配伍分析】

以上二药均可利尿，相互配伍属于对症治疗。

【原文】

妇人妊娠，宜常服当归散主之。

当归散方：当归、黄芩、芍药、芎䓖各一斤，白术半斤。

上五味，杵为散，酒饮服方寸匕，日再服。妊娠常服即易产，胎无苦疾。产后百病悉主之。

【译文】

妊娠女性适宜常服当归散。

当归散方：当归、黄芩、芍药、川芎各 240g，白术 120g。

以上五味药，捣碎为散，每次用酒冲服 3g，一天服两次。妊娠女性常服即容易生产，胎儿无疾苦。产后百病均可治疗。

【配伍分析】

当归散中当归补血安胎，黄芩清湿热安胎，白术补气安胎，芍药养血安胎，川芎行气活血。本方配伍宗旨是补气血，清热安胎。

【原文】

妊娠养胎，白术散主之。

白术散方（见《外台》）：白术、芎䓖各四分，蜀椒三分（去汗），牡蛎二分。

上四味，杵为散，酒服一钱匕，日三服，夜一服。但苦痛，加芍药；心下毒痛，倍加芎䓖；心烦吐痛，不能食饮，加细辛一两，半夏大者二十枚。服之后，更以醋浆水服之。若呕，以醋浆水服之；复不解者，小麦汁服之；已后渴者，大麦粥服之。病虽愈，服之勿置。

【译文】

妊娠女性养胎，可用白术散。

白术散方（见《外台》）：白术、川芎、蜀椒（去汗）、牡蛎各12g。

以上四味药，捣碎为散，用酒冲服1.5g，白天三服，夜间一服。只要有疼痛，加芍药；心下疼痛较严重，倍加川芎；心烦、呕吐，不能饮食，加细辛15g，半夏大者20枚。服药之后，再服醋浆水。如果呕吐，服醋浆水治疗；复发不缓解的，服小麦汁治疗；缓解后口渴的，吃大麦粥。病即使好了，也可以继续服用。（张仲景祖籍位于河南南阳。南阳浆水的做法：以小麦、绿豆或红薯为原料。①小麦做浆水是将小麦粉和成面团后，放在清水中用双手不停地抓揉，将面筋揉出，这时取上面的液体放置1~2天后发酵即得；②绿豆做浆水是用水将泡过的豆打磨粉碎，待沉淀之后，取上面的液体放置1~2天发酵即得；③红薯浆水的做法基本相同，将红薯打成细末，用细布过一下，将留在细布上的渣倒去，剩下的液体放置一段时间待沉淀之后，取上面的液体放置1~2天发酵后即得。《金匮玉函经二注》载："浆水味酸，解热疗烦，入血为辅使也。"）

【配伍分析】

蜀椒温中散寒，牡蛎降胃逆安神安胎，白术健脾补气祛湿，川芎行气和血。全方可以达到补气和血、散寒和胃、安胎的目的。

【原文】

妇人伤胎，怀身腹满，不得小便，从腰以下重，如有水气状，怀身七月，太阴当养不养，此心气实，当刺泻劳宫及关元。小便微利则愈。

【译文】

女性怀孕伤了胎，身腹胀满，不得小便，从腰以下感觉沉重，好像患水气病的样子，怀孕七个月，胎儿（大阴指发育已经较大的胎儿）得不到正常滋养。这是心气实的缘故，当用针刺法泻劳宫及关元二穴。当小便开始通畅就痊愈了。

本篇治疗、配伍思维总结

本篇列举的妇人妊娠病是妊娠期的常见病，基本治疗、配伍思维同样是扶正祛邪，但用药要注意勿损胎元。

妇人产后病脉证治第二十一

【原文】

问曰：新产妇人有三病，一者病痉，二者病郁冒，三者大便难，何谓也？师曰：新产血虚，多出汗，喜中风，故令病痉；亡血复汗，寒多，故令郁冒；亡津液，胃燥，故大便难。

产妇郁冒，其脉微弱，不能食，大便反坚，但头汗出，所以然者，血虚而厥，厥而必冒。冒家欲解，必大汗出。以血虚下厥，孤阳上出，故头汗出。所以产妇喜汗出者，亡阴血虚，阳气独盛，敢当汗出，阴阳乃复。大便坚，呕不能食，小柴胡汤主之（方见呕吐中）。

【译文】

学生问：刚生产的女性会生三种病，一是痉病，二是郁冒病，三是大便难，是什么原因？老师说：女性刚生产后血虚，多出汗，容易感染风邪，易诱发痉病；失血加出汗，再加上感受风寒，就容易诱发郁冒病；耗伤津液，胃干燥，就导致大便难解。

产妇郁冒，脉象微弱，食欲不好，大便反而坚硬，总是头部汗出。之所以这样，是因血虚而厥，厥就必然昏瞀。昏瞀将缓解时，必然出现大汗出。因为血虚而阳气浮越，故头部汗出。产妇之所以容易汗出，是因为亡阴、血虚，导致阳气独盛。所以当全身汗出，阴阳就会重新平衡。大便坚硬，呕吐不能进食，用小柴胡汤治疗（方见呕吐中）。

【配伍分析】

治疗本证应该通腑止呕。小柴胡汤中柴胡通腑解表；黄芩清胆腑之热，佐柴胡通腑，佐半夏、生姜止呕；人参、甘草、大枣补气健脾胃。全方合力可达治疗目的。

【原文】

病解能食，七八日更发热者，此为胃实，大承气汤主之（方见痉中）。

【译文】

患者病情缓解了能进食，七八日后再发热的，这是胃中有实邪，用大承气汤治疗（方见痉中）。

【配伍分析】

燥屎内结，予大承气汤泻下通腑，也是对症治疗。

【原文】

产后腹中疞痛，当归生姜羊肉汤主之，并治腹中寒疝，虚劳不足。

当归生姜羊肉汤（方见寒疝中）。

【译文】

产后腹中绵绵疼痛，用当归生姜羊肉汤治疗；并治腹中寒疝、虚劳不足。

当归生姜羊肉汤（方见寒疝中）。

【配伍分析】

虚则补之，当归补血，生姜温中散寒，羊肉补气血。

【原文】

产后腹痛，烦满不得卧，枳实芍药散主之。

枳实芍药散方：枳实（烧令黑，勿太过）、芍药等分。

上二味，杵为散，服方寸匕，日三服，并主痈脓，以麦粥下之。

【译文】

产后腹痛，心烦，胸腹胀满不得卧的，用枳实芍药散治疗。

枳实芍药散方：枳实（烧令黑，勿太过）、芍药等分。

以上二味药，捣碎为散，服3g，一日服三次；并治疗痈脓，用麦粥冲服。

【配伍分析】

芍药补血缓急止痛，枳实行气止痛，烧令黑使之更入血分。

【原文】

师曰：产妇腹痛，法当以枳实芍药散，假令不愈者，此为腹中有干血着脐下，宜下瘀血汤主之；亦主经水不利。

下瘀血汤方：大黄二两，桃仁二十枚，䗪虫二十枚（熬，去足）。

上三味，末之，炼蜜和为四丸，以酒一升，煎一丸，取八合，顿服之，新血下如豚肝。

【译文】

老师说：产妇腹痛，治疗应当用枳实芍药散，假如不愈，是因为腹中有干血在脐下，宜用下瘀血汤治疗；亦治疗经水不利（月经不通）。

下瘀血汤方：大黄 30g，桃仁 20 枚，蟅虫 20 枚（熬，去足）。

以上三味药，研成末，炼蜜和为四丸，用酒 200mL，煎一丸，煎取 160mL，顿服之，会排下如猪肝色的瘀血。

【配伍分析】

桃仁活血破积，蟅虫破积消癥，大黄活血下瘀。

【原文】

产后七八日，无太阳证，少腹坚痛，此恶露不尽，不大便，烦躁发热，切脉微实，再倍发热，日晡时烦躁者，不食，食则谵语，至夜即愈，宜大承气汤主之。热在里，结在膀胱也（方见痉病中）。

【译文】

产后七八日，无太阳证，少腹坚硬疼痛，这是恶露不尽。大便不通，烦躁发热，脉象微微呈实脉，如果发热再倍增，日晡时烦躁的，不能进食，如果勉强进食就会胡言乱语，到夜间就会缓解，宜用大承气汤治疗。这是热在里，结在膀胱了（方见痉病中）。

【配伍分析】

本证病机是热在下焦，治疗宜急下存阴，所以用大承气汤。

【原文】

产后风，续之数十日不解，头微痛，恶寒，时时有热，心下闷，干呕汗出，虽久，阳旦证续在耳，可与阳旦汤（即桂枝汤方，见下利中）。

【译文】

女性产后受风，持续数十日不缓解，头微痛，恶寒，时时有热，心下闷，干呕，汗出，时间虽久，但阳旦证是持续存在的，可给予阳旦汤治疗（即桂枝汤方，见下利中）。

【配伍分析】

太阳中风予桂枝汤，桂枝、生姜解表，芍药、甘草、大枣扶正。

【原文】

产后，中风发热，面正赤，喘而头痛，竹叶汤主之。

竹叶汤方：竹叶一把，葛根三两，防风、桔梗、桂枝、人参、甘草各一两，附子一枚（炮），大枣十五枚，生姜五两。

上十味，以水一斗，煮取二升半，分温三服，温覆使汗出。颈项强，用大附子一枚，破之如豆大，煎药汤去沫。呕者，加半夏半升洗。

【译文】

女性产后感受风邪发热，面鲜红，气喘而头痛，用竹叶汤治疗。

竹叶汤方：淡竹叶 1 把，葛根 45g，防风、桔梗、桂枝、人参、甘草各 15g，附子 1 枚（炮），大枣 15 枚，生姜 75g。

以上十味，加水 2000mL，煮取 500mL，分三次温服，添加衣被增温促进汗出。颈项僵硬的，用大附子 1 枚，打碎如豆大，煎药汤去沫。呕吐的，加半夏 100mL（100g）（洗）。

【配伍分析】

淡竹叶益气止渴、解表，葛根、防风、桔梗、桂枝、生姜解表，人参、甘草、大枣益气温阳扶正。全方达到扶正解表治疗目的。

【原文】

妇人乳中虚，烦乱呕逆，安中益气，竹皮大丸主之。

竹皮大丸方：生竹茹二分，石膏二分，桂枝一分，甘草七分，白薇一分。

上五味，末之，枣肉和丸弹子大，以饮服一丸，日三夜二服。有热者，倍白薇，烦喘者，加柏实一分。

【译文】

女性生育，中气亏虚，烦乱，呕吐呃逆，治疗应安中益气，用竹皮大丸治疗。

竹皮大丸方：生竹茹 8g，石膏 8g，桂枝 4g，甘草 28g，白薇 4g。

以上五味药，研成末，用枣肉和成丸如弹子大，用温开水冲服一丸，白天服三次，夜间服两次。有热的，倍用白薇，烦喘者加柏子仁 4g。

【配伍分析】

竹茹安中，竹茹、石膏除烦止呕，桂枝、甘草温中益气，白薇清热除烦。本方可以根据虚的程度加补气药。

【原文】

产后下利虚极，白头翁加甘草阿胶汤主之。

白头翁加甘草阿胶汤方：白头翁、甘草、阿胶各二两，秦皮、黄连、柏皮各三两。

上六味，以水七升，煮取二升半，内胶令消尽，分温三服。

【译文】

女性产后腹泻，极度虚弱，用白头翁加甘草阿胶汤治疗。

白头翁加甘草阿胶汤方：白头翁、甘草、阿胶各30g，秦皮、黄连、柏皮各45g。

以上六味药，加水1400mL，煮取500mL，加入阿胶令其完全溶化，分三次温服。

【配伍分析】

白头翁、秦皮、黄连、柏皮清热止痢，甘草、阿胶补虚。

本篇治疗、配伍思维总结

产后病的病机多是气血亏虚、外邪侵入或者伴血瘀，基本治疗与配伍原则是针对病机以补气血、祛邪、化瘀。

妇人杂病脉证并治第二十二

【原文】

妇人之病，因虚、积冷、结气，为诸经水断绝。至有历年，血寒积结胞门，寒伤经络。凝坚在上：呕吐涎唾，久成肺痈，形体损分；在中：盘结，绕脐寒疝，或两胁疼痛，与脏相连；或结热中，痛在关元，脉数无疮，肌若鱼鳞，时着男子，非止女身；在下：未多，经候不匀，冷阴掣痛，少腹恶寒，或引腰脊，下根气街，气冲急痛，膝胫疼烦，奄忽眩冒，状如厥癫，或有忧惨，悲伤多嗔，此皆带下，非有鬼神。久则羸瘦，脉虚多寒。三十六病，千变万端，审脉阴阳，虚实紧弦，行其针药，治危得安，其虽同病，脉各异源，子当辩记，勿谓不然。

妇人中风七八日，续来寒热，发作有时，经水适断，此为热入血室。其血必结，故使如疟状，发作有时，小柴胡汤主之（方见呕吐中）。

【译文】

妇科病包括多因虚损、积冷、结气引起的各种停经、闭经等。患者病程多年，血寒积结于胞宫，寒伤经络，邪气凝结积聚在上，则出现呕吐涎唾，长久就发展成肺痈，形体损耗；凝结在中，寒气盘错聚集，绕脐形成寒疝，或两胁疼痛，与脏腑相连，或热邪聚结在中，痛在关元，脉数但无疮，肌肤干燥如鱼鳞，有时也发生在男子身上，并非仅仅出现在女性身上；凝结在下：患者月经前、中、后，月经症状变化不定，有的会阴寒冷掣痛，少腹恶寒，或者牵引到腰椎，向下连于气街，气上冲急痛，膝胫部疼痛不舒，突然头晕眼花，症状像厥证或癫证，或者有的情绪郁闷、委屈，悲伤多怨恨。这些都是带下病，不是有什么鬼神。患者病久了就会变得瘦弱无力，脉虚多寒。女性的各种病，变化多端，诊察时应辨清阴阳，特别是虚实紧弦等多种脉象，然后再予其针灸或药物治疗，可以去危得安。虽是同一类病，但脉象各有差异及不同病因，大家应当辨别谨记，千万不要忽视。

女性感受风邪七八日，一直寒热往来，发作有规律，月经不来，这是热入血室。其血必聚结，故导致症状像疟疾，发作有时间规律，用小柴胡汤治疗。（方见呕吐中）

【配伍分析】

热入血室导致血瘀，柴胡、黄芩可以解表清热，同时柴胡可以活血化瘀，推陈出新；半夏、生姜二药化痰散结解表，与柴胡、黄芩合力解表清热，化痰祛瘀；人参、大枣扶正助祛邪。

【原文】

妇人伤寒发热，经水适来，昼日明了，暮则谵语，如见鬼状者，此为热入血室，治之无犯胃气及上二焦，必自愈。

妇人中风，发热恶寒，经水适来，得七八日，热除脉迟，身凉和，胸胁满，如结胸状，谵语者，此为热入血室也，当刺期门，随其实而取之。

阳明病，下血谵语者，此为热入血室，但头汗出，当刺期门，随其实而泻之，濈然汗出者愈。

带下，经水不利，少腹满痛，经一月再见者，土瓜根散主之。

土瓜根散方：土瓜根、芍药、桂枝、䗪虫各三两。

上四味，杵为散，酒服方寸匕，日三服。

【译文】

女性患伤寒而发热，在月经期间，白天神志清楚，夜幕则开始胡言乱语，如有所见，这是热入血室。通过治疗不让邪气继续侵犯胃气及中上焦，胡言乱语症状必能自愈。

女性患太阳中风证，发热恶寒，在月经期间，发病七八日后，热退，脉象变迟，身体凉爽，胸胁胀满，如患了结胸证，胡言乱语。这也是热入血室，应当刺期门，根据其邪实情况选用泻法。

病在阳明，便血，胡言乱语的，是热入血室，唯有头部容易出汗，应当刺期门，根据邪实程度选择泻法，治疗后全身汗出舒畅就痊愈了。

带下、月经不正常，少腹胀满疼痛，月经一月两次的，用土瓜根散治疗。

土瓜根散方：土瓜根、芍药、桂枝、䗪虫各45g。

以上四味药，捣碎成散，用酒冲服3g，一日三服。

【配伍分析】

上证的病机是血瘀下焦，治疗应该化瘀。桂枝通经化瘀，破瘀下血；土瓜根、芍药、䗪虫化瘀。四药合力化瘀。

【原文】

妇人少腹满如敦状，小便微难而不渴，生后者，此为水与血俱结在血室也，大黄甘遂汤主之。

大黄甘遂汤方：大黄四两，甘遂二两，阿胶二两。

上三味，以水三升，煮取一升，顿服之，其血当下。

【译文】

妇人少腹胀满像有扣着的碗在里面，小便稍微难解但口不渴。如果是生产后出现这种症状的，是水与血俱结在血室，用大黄甘遂汤治疗。

大黄甘遂汤方：大黄60g，甘遂30g，阿胶30g。

以上三味药，加水600mL，煮取200mL，顿服后，其瘀血应当泻下。

【配伍分析】

大黄下瘀，甘遂下水，阿胶补血，充实水瘀泻下之后的空虚。

【原文】

妇人经水不利下，抵当汤主之（亦治男子膀胱满急有瘀血者）。

抵当汤方：水蛭三十个（熬），虻虫三十个（熬，去翅足），桃仁二十个（去皮尖），大黄三两（酒浸）。

上四味，为末，以水五升，煮取三升，去滓，温服一升。

【译文】

女性月经不能正常来，用抵当汤治疗（亦治男子膀胱满急有瘀血者）。

抵当汤方：水蛭 30 个（熬），虻虫 30 个（熬、去翅足），桃仁 20 个（去皮尖），大黄 45g（酒浸）。

上四味药，研成末，加水 1000mL，煮取 600mL，去滓，温服 200mL。

【配伍分析】

全方破积化瘀，从下祛瘀而去。

【原文】

妇人经水闭，不利，脏坚癖不止，中有干血，下白物，矾石丸主之。

矾石丸方：矾石三分（烧），杏仁一分。

上二味，末之，炼蜜和丸枣核大，内脏中，剧者再内之。

【译文】

女性停经，子宫坚硬生成癥块，一直不消散，是因为内有干血，如果白带量多，用矾石丸治疗。

矾石丸方：矾石 12g（烧），杏仁 4g。

以上二味药，研成末，炼蜜和丸如枣核大，放一丸入子宫内，严重的放两丸。

【配伍分析】

矾石化瘀消积、祛湿，杏仁扶正补虚润下。二药合力化积，使之从下排出。

【原文】

蛇床子散方，温阴中坐药。

蛇床子仁。

上一味，末之，以白粉少许，和合相得，如枣大，绵裹内之，自然温。

【译文】

妇人前阴寒冷，把药放阴道中温之，用蛇床子散治疗。

蛇床子散方：蛇床子仁。

一味研成末，用白粉少许，和匀成丸，如枣子大，用绵裹纳入阴道内，自然就可以温散寒冷。

【配伍分析】

蛇床子仁可以温阳祛湿杀虫。

【原文】

问曰：妇人年五十所，病下利数十日不止，暮即发热，少腹里急，腹满，手掌烦热，唇口干燥，何也？师曰：此病属带下。何以故？曾经半产，瘀血在少腹不去，何以知之？其证唇口干燥，故知之。当以温经汤主之。

温经汤方：吴茱萸三两，当归二两，芎䓖二两，芍药二两，人参二两，桂枝二两，阿胶二两，生姜二两，牡丹皮二两（去心），甘草二两，半夏半升，麦门冬一升（去心）。

上十二味，以水一斗，煮取三升，分温三服，亦主妇人少腹寒，久不受胎，兼取崩中去血，或月水来过多，及至期不来。

【译文】

学生问：女性到了五十多岁，阴道下血数十日不止，夜幕降临即发热，少腹部拘急，腹胀满，手掌烦热，唇口干燥，是什么原因？老师答：此病属带下病。学生问：什么原因？老师答：患者曾经小产，瘀血积在小腹未去。学生问：怎么知道内有瘀血？老师答：根据其证唇口干燥，所以知道。应当以温经汤治疗。

温经汤方：吴茱萸 45g，当归 30g，川芎 30g，芍药 30g，人参 30g，桂枝 30g，阿胶 30g，生姜 30g，牡丹皮 30g（去心），甘草 30g，半夏 120g，麦冬 200mL（去心）。

以上十二味药，加水 2000mL，煮取 600mL，分三次温服。亦治女性小腹寒冷、久不怀孕，兼治崩漏去血，或月经量过多，以及月经不能按时来。

【配伍分析】

吴茱萸、桂枝、生姜散寒湿；当归、牡丹皮、川芎活血化瘀；半夏化痰散结；人参、阿胶、芍药、甘草、麦冬气血双补。全方合力，则寒散、瘀化、结消、气血补。

【原文】

寸口脉弦而大，弦则为减，大则为芤，减则为寒，芤则为虚，寒虚相搏，此名曰革，妇人则半产漏下，旋覆花汤主之。

旋覆花汤方：旋覆花三两，葱十四茎，新绛少许。

上三味，以水三升，煮取一升，顿服之。

【译文】

寸口脉弦而大，弦是脉体紧缩，大是脉体中空（芤），减是因为寒，芤是因为虚，寒虚相搏，此脉叫革脉，发生在女性身上是因为小产、崩漏，可用旋覆花汤治疗。

旋覆花汤方：旋覆花 45g，葱十四根，新绛少许。

以上三味药，加水 600mL，煮取 200mL，顿服之。

【配伍分析】

旋覆花通络，葱通阳，新绛（可用茜草替代）活血化瘀，缓消癥块。全方可以活血化瘀，瘀去则新血生。

【原文】

妇人陷经，漏下，黑不解，胶姜汤主之。

【译文】

女性患陷经病，崩漏经穴颜色发黑不减的，用胶姜汤治疗。

【配伍分析】

本证病机是寒湿血瘀，用生姜散寒湿、化瘀止血，用阿胶补血止血。

【原文】

妇人六十二种风，及腹中血气刺痛，红蓝花酒主之。

红蓝花酒方：红蓝花一两。

上一味，以酒一大升，煎减半，顿服一半，未止，再取。

【译文】

女性患各种受风病证，若腹中刺痛，是风与血气相搏，用红蓝花酒治疗。

红蓝花酒方：红蓝花30g。

以上一味药，用酒300mL，煎至减半，顿服一半，未愈，再服。

【配伍分析】

腹中瘀血，宜活血化瘀，红蓝花即红花，可以活血化瘀。

【原文】

妇人腹中诸疾痛，当归芍药散主之。

当归芍药散方（见前妊娠中）。

【译文】

女性腹中各种疾苦疼痛，用当归芍药散治疗。

当归芍药散（见前妊娠中）。

【配伍分析】

此痛病机主要是血瘀，用当归、川芎、芍药活血补血，补阴缓急止痛；瘀久，气血不通，则形成痰湿阻滞，用白术、茯苓、泽泻补气，行气祛湿。

【原文】

妇人腹中痛，小建中汤主之。

小建中汤方（见前虚劳中）。

【译文】

女性腹中疼痛，用小建中汤治疗。

小建中汤方（见前虚劳中）。

【配伍分析】

此痛病机是中焦虚寒，所以用甘温之品助运以缓急止痛。

【原文】

妇人脏躁，喜悲伤欲哭，像如神灵所作，数欠伸，甘麦大枣汤主之。

甘麦大枣汤方：甘草三两，小麦一升，大枣十枚。

上三味，以水六升，煮取三升，温分三服。亦补脾气。

【译文】

妇人罹患脏躁，容易悲伤，总想哭，像神灵附体所致，频繁打哈欠，用甘麦大枣汤治疗。

甘麦大枣汤方：甘草45g，小麦240g，大枣10枚。

以上三味药，加水1200mL，煮取600mL，分三次温服。本方亦补脾气。

【配伍分析】

气虚神乱，宜补气安神，上三味药补气安神。

【原文】

问曰：妇人病，饮食如故，烦热不得卧，而反倚息者，何也？师曰：此名转胞不得溺也。以胞系了戾，故致此病，但利小便则愈，肾气丸主之。

肾气丸方：干地黄八两，薯蓣四两，山茱萸四两，泽泻三两，茯苓三两，牡丹皮三两，桂枝一两，附子一两（炮）。

上八味，末之，炼蜜和丸，梧子大，酒下十五丸，加至二十五丸，日再服。

【译文】

学生问：女性生病，饮食如常，烦热不得平卧，呼吸急促的，是什么病？老师答：病名叫转胞，症状是不能正常小便。因为胞系拘挛不通，故致此病，只要利小便就可痊愈，用肾气丸治疗。

肾气丸方：干地黄 120g，山药 60g，山茱萸 60g，泽泻 45g，茯苓 45g，牡丹皮 45g，桂枝 15，附子 15g（炮）。

以上八味药，研成末，炼蜜和丸，如梧子大，用酒服下十五丸，可以加至二十五丸，一日服二次。

【配伍分析】

全方阴阳双补，增强气化，疏不通之处以利小便。

【原文】

胃气下泄，阴吹而正喧，此谷气之实也，膏发煎导之。

膏发煎方（见黄疸中）。

【译文】

胃气下陷，女性前阴中发出连续很响的矢气般的声音。这是脾胃有邪实，可用膏发煎导邪外出。

猪膏发煎方：猪膏 120g，乱发如鸡子大 3 枚。

以上二味药，将乱发和在猪膏中煎熬，发消融了，药即制成，分两次服，病邪从小便中排出。

【配伍分析】

邪实以瘀为主，乱发化瘀，猪膏扶正化瘀，二药化瘀从小便排出。

【原文】

少阴脉滑而数者，阴中即生疮，阴中蚀疮烂者，狼牙汤洗之。

狼牙汤方：狼牙三两。

上一味，以水四升，煮取半升，以绵缠筋如茧，浸汤沥阴中，日四遍。

【译文】

少阴脉呈现滑而数的，前阴部则生疮。前阴生疮腐烂的，用狼牙汤外洗。

狼牙汤方：狼牙 45g。

以上一味药，加水 800mL，煮取 100mL，用绵布缠裹如茧大小，浸透药液擦洗阴部，一天四遍。

【配伍分析】

狼牙祛湿杀虫，治恶疮。

【原文】

妇人咽中如有炙脔，半夏厚朴汤主之。

半夏厚朴汤方：半夏一升，厚朴三两，茯苓四两，生姜五两，干苏叶二两。

上五味，以水七升，煮取四升，分温四服，日三夜一服。

【译文】

女性咽中好像有肉块梗塞，不上不下，用半夏厚朴汤治疗。

半夏厚朴汤方：半夏 200mL，厚朴 45g，茯苓 60g，生姜 70g，干苏叶 30g。

以上五味药，加水 1400mL，煮取 800mL，分四次温服，白天三次，夜间一次。

【配伍分析】

半夏化痰散结，厚朴、生姜、干苏叶使咽中寒湿之邪从表解，厚朴、茯苓向下祛邪。

【原文】

妇人吐涎沫，医反下之，心下即痞，当先治其吐涎沫，小青龙汤主之；涎沫止，乃治痞，泻心汤主之。

小青龙汤方（见肺痈中）。

小青龙汤方（见惊悸中）。

【译文】

女性口吐涎沫，医反而用泻下法治疗，心下就会出现痞满症状，应当先治其吐涎沫，用小青龙汤有效；涎沫止，再治痞，用泻心汤有效。

小青龙汤方（见肺痈中）。

小青龙汤方（见惊悸中）。

【配伍分析】

麻黄、桂枝、细辛解表，芍药、甘草、五味子补气阴。心下水气不化，予半夏、麻黄、桂枝、细辛、芍药化饮。饮化表寒解，涎沫自消。

本篇治疗、配伍思维总结

杂病不是指病因病机复杂，而是指疾病来自各科，只是病种多样性，治疗原则依然是针对病因病机进行扶正祛邪。

杂疗方第二十三

【原文】

退五脏虚热，四时加减柴胡饮子方。

冬三月加柴胡八分，白术八分，陈皮五分，大腹槟榔四枚（并皮子用），生姜五分，桔梗七分；春三月加枳实，减白术，共六味；夏三月加生姜三分，枳实五分，甘草三分，共八味；秋三月加陈皮三分，共六味。

上各㕮咀，分为三帖，一帖以水三升，煮取二升，分温三服；如人行四五里，进一服。如四体壅，添甘草少许，每帖分作三小帖，每小帖以水一升，煮取七合，温服，再合滓为一服。重煮，都成四服。

长服诃黎勒丸方：诃黎勒煨、陈皮、厚朴各三两。

上三味，末之，炼蜜丸如梧子大，酒饮服二十丸，加至三十丸。

三物备急丸方（见《千金》，司空裴秀为散用。亦可先和成汁，乃倾口中，令从齿间得入，至良验）：大黄一两，干姜一两，巴豆一两（去皮心熬，外研如脂）。

上药各须精新，先捣大黄、干姜为末，研巴豆内中，合治一千杵，用为散，蜜合丸亦佳，密器中贮之，莫令歇。

主心腹诸卒暴百病，若中恶客忤，心腹胀满，卒痛如锥刺，气急口噤，停尸卒死者，以暖水若酒，服大豆许三四丸，或不下，捧头起，灌令下咽，须臾当差，如未差，更与三丸，当腹中鸣，即吐下，便差。若口噤，亦须折齿灌之。

治伤寒，令愈不复，紫石寒食散（方见《千金翼》）。

紫石英、白石英、赤石脂、钟乳（碓炼）、栝楼根、防风、桔梗、文蛤、鬼臼各十分，太一余粮十分（烧）、干姜、附子（炮去皮）、桂枝（去皮）各四分。

上十三味，杵为散，酒服方寸匕。

救卒死方：薤捣汁，灌鼻中。

又方：雄鸡冠，割取血，管吹内鼻中。

猪脂如鸡子大，苦酒一升，煮沸灌喉中。

鸡肝及血，涂面上，以灰围四旁，立起。

大豆二七粒，以鸡子白并酒和，尽以吞之。

救卒死而壮热者方：矾石半斤，以水一斗半，煮消，以溃脚，令没踝。

救卒死而目闭者方：骑牛临面，捣薤汁灌耳中，吹皂荚末鼻中，立效。

救卒死而张口反折者方：灸手足两爪后十四壮了，饮以五毒诸膏散。有巴豆者。

救卒死而四肢不收失便者方：马屎一升，水三斗，煮取二斗以洗之，又取牛洞（稀粪也）一升，温酒灌口中。灸心下一寸，脐上三寸，脐下四寸，各一百壮，差。

救小儿卒死而吐利，不知是何病方：狗屎一丸，绞取汁，以灌之；无湿者，水煮干者，取汁。

尸厥脉动而无气，气闭不通，故静而死也，治方（脉证见上卷）：菖蒲屑，内鼻两孔中吹之，令人以桂屑着舌下。

又方：剔取左角发方寸，烧末，酒和，灌令入喉，立起。

救卒死，客忤死，还魂汤主之方。（《千金方》云：主卒忤、鬼击、飞尸，诸奄忽气绝，无复觉，或已无脉，口噤拗不开，去齿下汤。汤下口，不下者，分病人发左右，捉撎肩引之。药下，复增，取一升，须臾立苏。）

麻黄三两（去节。一方四两），杏仁七十个（去皮尖），甘草一两（炙。《千金》用桂心二两）。

上三味，以水八升，煮取三升，去滓，分令咽之，通治诸感忤。

又方：韭根一把，乌梅二七个，吴茱萸半升（炒）。

上三味，以水一斗煮之，以病人栉内中，三沸，栉浮者生，沉者死，煮取三升，去滓，分饮之。

救自缢死，旦至暮，虽已冷，必可治。暮至旦，小难也。恐此当言阴气盛故也。然夏时夜短于昼，又热，犹应可治。又云：心下若微温者，一日以上，犹可治之。

又方：徐徐抱解，不得截绳，上下安被卧之，一人以脚踏其两肩，手少挽其发，常弦弦勿纵之；一人以手按据胸上，数动之；一人摩捋臂胫，屈伸之。若已僵，但渐渐强屈之，并按其腹，如此一炊顷，气从口出，呼吸眼开，而犹引按莫置，亦勿苦劳之。须臾，可少桂汤，及粥清，含与之，令濡喉，渐渐能咽，及稍止，若向冷，两人以管吹其两耳，罙好。此法最善，无不活也。

凡中暍死，不可使得冷，得冷便死，疗之方。

屈草带，绕暍人脐，使三两人溺其中，令温。亦可用热泥和屈草，亦可扣瓦碗底，按及车缸，以着暍人，取令溺，须得流去。此谓道路穷卒无汤，当令溺其中，欲使多人溺，取令温，若汤，便可与之。不可泥及车缸，恐此物冷，暍既在夏月，得热泥土，暖车缸，亦可用也。

救溺死方：取灶中灰两石余，以埋人，从头至足，水出七孔，即活。

上疗自缢、溺、暍之法，并出自张仲景为之。其意殊绝，殆非常情所及，本草所能关，实救人之大术矣，伤寒家数有暍病，非此遇热之暍。(见《外台》《肘后》目。)

治马坠及一切筋骨损方（见《肘后方》）。

大黄一两（切，浸，汤成下），绯帛（如手大，烧灰），乱发（如鸡子大，烧灰用），久用炊单布（一尺，烧灰），败蒲（一握三寸），桃仁四十九枚（去皮，尖，熬），甘草（如中指节，炙，锉）。

上七味，以童子小便，量多少，煎成汤，内酒一大盏，次下大黄，去滓，分温三服，先锉败蒲席半领，煎汤浴，衣被盖覆，斯须通利数行，痛楚立差，利及浴水赤，勿怪，即瘀血也。

禽兽鱼虫禁忌并治第二十四

【原文】

凡饮食滋味，以养于生，食之有妨，反能为害，自非服药炼液，焉能不饮食乎？切见时人，不闲调摄，疾疢竞起；若不因食而生，苟全其生，须知切忌者矣。所食之味，有与病相宜，有与身为害，若得宜则益体，害则成疾，以此致危，例皆难疗。凡煮药饮汁以解毒者，虽云救急，不可热饮，诸毒病，得热更甚，宜冷饮之。

肝病禁辛，心病禁咸，脾病禁酸，肺病禁苦，肾病禁甘。春不食肝，夏不食心，秋不食肺，冬不食肾，四季不食脾。辩曰：春不食肝者，为肝气王，脾气败，若食肝，则又补肝，脾气败尤甚，不可救。又肝王之时，不可以死气入肝，恐伤魂也，若非王时，即虚，以肝补之佳，余脏准此。

凡肝脏，自不可轻啖，自死者，弥甚。

凡心皆为神识所舍，勿食之，使人来生复其报对矣。

凡肉及肝，落地不着尘土者，不可食之。

猪肉落水，浮者，不可食。

诸肉及鱼，若狗不食、鸟不啄者，不可食。

诸肉不干，火炙不动，见水自动者，不可食之。

肉中有朱点者，不可食之。

六畜肉，热血不断者，不可食之。

父母及身本命肉，食之令人神魂不安。

食肥肉及热羹，不得饮冷水。

诸五脏及鱼，投地尘土不污者，不可食之。

秽饭、馁肉、臭鱼，食之皆伤人。

自死肉，口闭者，不可食之。

六畜自死，皆疫死，则有毒，不可食之。

兽自死，北首及伏地者，食之杀人。

食生肉，饱饮乳，变成白虫（一作血蛊）。

疫死牛肉，食之令病洞下，亦致坚积，宜利药下之。

脯藏米瓮中，有毒，及经夏食之，发肾病。

治自死六畜肉中毒方：黄柏屑，捣服方寸匕。

治食郁肉漏脯中毒方（郁肉，密器盖之，隔宿者是也。漏脯，茅屋漏下，沾着者是也）：

烧犬屎，酒服方寸匕，每服人乳汁亦良。

饮生韭汁三升，亦得。

治黍米中藏干脯，食之中毒方：大豆浓煮汁，饮数升即解，亦治狸肉漏脯等毒。

治食生肉中毒方：掘地深三尺，取其下土三升，以水五升，煮数沸，澄清汁，饮一升即愈。

治六畜鸟兽肝中毒方：水浸豆豉，绞取汁，服数升愈。

马脚无夜眼者，不可食之。

食酸马肉，不饮酒，则杀人。

马肉不可热食，伤人心。

马鞍下肉，食之杀人。

白马黑头者，不可食之。

白马青蹄者，不可食之。

马肉、豚肉共食，饱醉卧，大忌。

驴、马肉，合猪肉食之，成霍乱。

马肝及毛，不可妄食，中毒害人。

食马肝毒中人未死方：雄鼠屎二七粒，末之，水和服，日再服。屎尖者是。

又方：人垢，取方寸匕，服之佳。

治食马肉中毒欲死方：香豉二两，杏仁三两。

上二味，蒸一食顷，熟，杵之服，日再服。

又方：煮芦根汁，饮之良。

疫死牛，或目赤，或黄，食之大忌。

牛肉共猪肉食之，必作寸白虫。

青牛肠，不可合犬肉食之。

牛肺，从三月至五月，其中有虫如马尾，割去勿食，食则损人。

牛羊猪肉，皆不得以楮木、桑木蒸炙，食之，令人腹内生虫。

啖蛇牛肉杀人，何以知之？啖蛇者，毛发向后顺者，是也。

治啖蛇牛肉，食之欲死方：饮人乳汁一升，立愈。

又方：以泔洗头，饮一升，愈。

牛肚细切，以水一斗，煮取一升，暖饮之，大汗出者愈。

治食牛肉中毒方：甘草煮汁，饮之即解。

羊肉，其有宿热者，不可食之。

羊肉，不可共生鱼、酪食之，害人。

羊蹄甲中有珠子白者，名羊悬筋，食之令人癫。

白羊黑头，食其脑，作肠痈。

羊肝，共生椒食之，破人五脏。

猪肉共羊肝和食之，令人心闷。

猪肉，以生胡荽同食，烂人脐。

猪脂，不可合梅子食之。

猪肉和葵食之，少气。

鹿肉不可和蒲白作羹，食之发恶疮。

麇脂及梅李子，若妊妇食之，令子青盲，男子伤精。

獐肉不可合虾及生菜、梅李果食之，皆病人。

痼疾人不可食熊肉，令终身不愈。

白犬自死，不出舌者，食之害人。

食狗鼠余，令人发瘘疮。

治食犬肉不消，心下坚，或腹胀，口干大渴，心急发热，妄语如狂，或洞下方：杏仁一升（合皮，熟，研用）。

上一味，以沸汤三升和，取汁分三服，利下肉方，大验。

妇人妊娠，不可食兔肉、山羊肉，及鳖、鸡、鸭，令子无声音。

兔肉不可合白鸡肉食之，令人面发黄。

兔肉着干姜食之，成霍乱。

凡鸟自死，口不闭，翅不合者，不可食之。

诸禽肉，肝青者，食之杀人。

鸡有六翮四距者，不可食之。

乌鸡白首者，不可食之。

鸡不可共胡蒜食之，滞气。（一云鸡子。）

山鸡不可合鸟兽肉食之。

雉肉久食之，令人瘦。

鸭卵不可合鳖肉食之。

妇人妊娠，食雀肉，令子淫乱无耻。

雀肉不可合李子食之。

燕肉勿食，入水为蛟龙所唼。

鸟兽有中毒箭死者，其肉有毒，解之方：大豆煮汁，及盐汁，服之解。

鱼头正白，如连珠至脊上，食之杀人。

鱼头中无腮者，不可食之，杀人。

鱼无肠胆者，不可食之，三年阴不起，女子绝生。

鱼头似有角者，不可食之。

鱼目合者，不可食之。

六甲日，勿食鳞甲之物。

鱼不可合鸡肉食之。

鱼不得合鸬鹚肉食之。

鲤鱼鲊不可合小豆藿食之，其子不可合猪肝食之，害人。

鲤鱼不可合犬肉食之。

鲫鱼不可合猴雉肉食之。一云不可合猪肝食。

鳀鱼合鹿肉生食，令人筋甲缩。

青鱼鲊不可合生胡荽，及生葵，并麦中食之。

鳅鳝不可合白犬血食之。

龟肉不可合酒、果子食之。

鳖目凹陷者，及压下有王字形者，不可食之。又其肉，不得合鸡鸭子食之。

龟鳖肉，不可合苋菜食之。

虾无须及腹下通黑，煮之反白者，不可食之。

食脍，饮乳酪，令人腹中生虫，为瘕。

鲙食之，在心胸间不化，吐复不出，速下除之，久成癥病，治之方：橘皮一两，大黄二两，朴硝二两。

上三味，以水一大升，煮至小升，顿服即消。

食鲙多，不消，结为癥病，治之方：马鞭草。

上一味，捣汁饮之，或以姜叶汁，饮之一升，亦消。又可服吐药吐之。

食鱼后中毒，两种烦乱，治之方：橘皮浓煎汁，服之即解。

食鯸鲐鱼中毒方：芦根煮汁，服之即解。

蟹目相向，足斑目赤者，不可食之。

食蟹中毒，治之方：紫苏煮汁，饮之三升。

紫苏子捣汁，饮之亦良。

又方：冬瓜汁，饮二升，食冬瓜亦可。

凡蟹未遇霜，多毒，其熟者，乃可食之。

蜘蛛落食中，有毒，勿食之。

凡蜂蝇虫蚁等，多集食上，食之致瘘。

果实菜谷禁忌并治第二十五

果子生食，生疮。

果子落地经宿，虫蚁食之者，人大忌食之。

生米停留多日，有损处，食之伤人。

桃子多食令人热，仍不得入水浴，今人病淋沥寒热病。

杏酪不熟，伤人。

梅多食，坏人齿。

李不可多食，令人胪胀。

林檎不可多食，令人百脉弱。

橘柚多食，令人口爽，不知五味。

梨不可多食，令人寒中，金疮、产妇，亦不宜食。

樱桃、杏多食，伤筋骨。

安石榴不可多食，损人肺。

胡桃不可多食，令人动痰饮。

生枣多食，令人热渴气胀。寒热羸瘦者，弥不可食，伤人。

食诸果中毒，治之方：猪骨（烧灰）。

上一味，末之，水服方寸匕。亦治马肝漏脯等毒。

木耳赤色，及仰生者，勿食。

菌仰卷及赤色者不可食。

食诸菌中毒，闷乱欲死，治之方：人粪汁，饮一升。土浆，饮一二升。大豆浓煮汁，饮之。服诸吐利药，并解。

食枫柱菌而哭不止，治之以前方。

误食野芋，烦毒欲死，治之以前方。（其野芋根，山东人名魁芋，人种芋，三年不收，亦成野芋，并杀人。）

蜀椒闭口者有毒，误食之，戟人咽喉，气病欲绝，或吐下白沫，身体痹冷，急治之方。

肉桂煎汁饮之，饮冷水一二升，或食蒜，或饮地浆，或浓煮豉汁饮之，并解。

正月勿食生葱，令人面生游风。

二月勿食蓼，伤人肾。

三月勿食小蒜，伤人志性。

四月、八月勿食胡荽，伤人神。

五月勿食韭，令人乏气力。

五月五日勿食生菜，发百病。

六月、七月勿食茱萸，伤神气。

八月、九月勿食姜，伤人神。

十月勿食椒，损人心，伤心脉。

十一月、十二月勿食薤，令人多涕唾。

四季勿食生葵，令人饮食不化，发百病，非但食中，药中皆不可用，深宜慎之。

时病差未健，食生菜，手足必肿。

夜食生菜，不利人。

十月勿食被霜生菜，令人面无光，目涩，心痛，腰痛，或发心疟。疟发时，手足十指爪皆青，困委。

葱韭初生芽者，食之伤人心气。

饮白酒，食生韭，令人病增。

生葱不可共蜜食之，杀人，独颗蒜，弥忌。

枣合生葱食之，令人病。

生葱和雄鸡、雉、白犬肉食之，令人七窍经年流血。

食糖、蜜后四日内，食生葱蒜，令人心痛。

夜食诸姜蒜葱等，伤人心。

芜菁根，多食令人气胀。

薤不可共牛肉作羹食之，成瘕病，韭亦然。

莼多食，动痔疾。

野苣不可同蜜食之，作内痔。

白苣不可共酪同食，作䘌虫。

黄瓜食之，发热病。

葵心不可食，伤人；叶尤冷，黄背赤茎者，勿食之。

胡荽久食之，令人多忘。

病人不可食胡荽及黄花菜。

芋不可多食，动病。

妊妇食姜，令子余指。

蓼多食，发心痛。

蓼和生鱼食之，令人夺气，阴核疼痛。

芥菜不可共兔肉食之，成恶邪病。

小蒜多食，伤人心力。

食躁或躁方：豉浓煮汁饮之。

钩吻与芹菜相似，误食之，杀人，解之方（《肘后》云，与茱萸、芹芥相似）：荠苨八两。

上一味，水六升，煮取二升，分温二服。（钩吻生地旁屋草，其茎有毛者，以此别之。）

菜中有水莨菪，叶圆而光，有毒，误食之，令人狂乱，状如中风，或吐血，治之方：甘草煮汁，服之即解。

春秋二时，龙带精入芹菜中，人偶食之为病，发时手青腹满，痛不可忍，名蛟龙病，治之方：硬糖二三升。

上一味，日两度，服之，吐出如蜥蜴三五枚，差。

食苦瓠中毒，治之方：黎穰煮汁，数服之解。

扁豆，寒热者不可食之。

久食小豆，令人枯燥。

食大豆等，忌啖猪肉。

大麦久食，令人作癣。

白黍米不可同饴蜜食，亦不可合葵食之。

荞麦面，多食令人发落。

盐多食，伤人肺。

食冷物，冰人齿。

食热物，勿饮冷水。

饮酒，食生苍耳，令人心痛。

夏月大醉汗流，不得冷水洗着身，及使扇，即成病。

饮酒，大忌灸腹背，令人肠结。

醉后勿饱食，发寒热。

饮酒食猪肉，卧秫稻穰中，则发黄。

食饴，多饮酒，大忌。

凡水及酒，照见人影动者，不可饮之。

醋合酪食之，令人血瘕。

食白米粥，勿食生苍耳，成走疰。

食甜粥已，食盐即吐。

犀角箸搅饮食，沫出，及浇地坟起者，食之杀人。

饮食中毒，烦满，治之方：苦参三两，苦酒一升半。

上二味，煮三沸，三上三下，服之，吐食出，即差，或以水煮亦得。

又方：犀角汤亦佳。

贪食，食多不消，心腹坚满痛，治之方：盐一升，水三升。

上二味，煮令盐消，分三服，当吐出食，便差。

矾石生入腹，破人心肝，亦禁水。

商陆，以水服，杀人。

葶苈子，敷头疮，药成入脑，杀人。

水银入人耳，及六畜等，皆死。以金银着耳边，水银则吐。

苦楝无子者，杀人。

凡诸毒，多是假毒以投，元知时，宜煮甘草荠苨汁饮之，通除诸毒药。